美しさと可愛らしさに向き合う…

魅せる女性美のつくりかた

16のポイントとアドバイス

久保　隆之著
Takayuki kubo

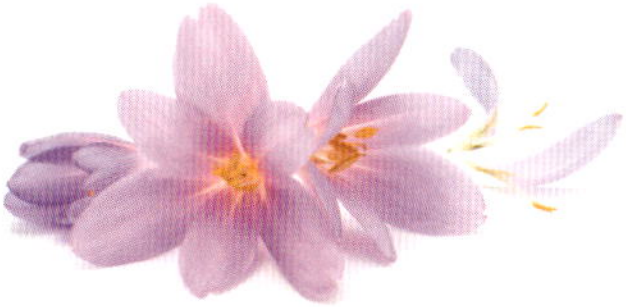

［編集］　アンチエイジング外科研究会

はじめに――現代の女性美が生まれる場所

本書は〝現代美容外科の父〟といわれるフランスのピエール・フルニエ博士の論文(「美容医療における美しさとは何か?」)を日本版としてわかりやすく紹介し、その周辺の話題にもスポットを当て、女性美をつくるポイントとアドバイスをまとめたものです。

女性たちの生活が男性と異なるところは、たとえて言うならば〈鏡を手にする時間〉と向き合いながら成長を重ねていくことでしょう。

「鏡と向き合う」ことは自分と向き合うことですから、それは日々、〈自意識〉をみがきあげ、その経験を積み重ねて行くことでもあるでしょう。

そういう点では、〝美とおしゃれ〟は他人に見せるものというより、自分に見せるためのものであり、自分のプライドに属するものといってよいとおもいます。

「美容外科における女性美」は、そのような自意識の上に成り立った「自分らしさの表現」のひとつです。

美容外科の治療は顔の外面の調和とバランスを形づくるものですが、同時にその人の内面にもつながっていて、心の奥深いところから美の光をあてていく作業ということもできるのです。

先日、一日の仕事が片付いたあとで自室のソファーでぼんやりしているとき、テレビで《ユーミンと玉三郎の対談》を見ました。

松任谷由美も坂東玉三郎も、〈歴史上もっとも好きな〝時代〟は、19世紀末から第二次世界大戦頃までのヨーロッパ〉なのだそうです。

その時代は多くの市民が戦乱の中で〝個人の権利と自由〟にめざめ、詩や絵画や舞踊などの芸術表現も活発化して、多彩な意欲に満ちあふれていましたが、じつは現代美容外科の医療が誕生したのも同じ時期なのです。

したがって、美容外科のスタートラインは、〈個人の自由のめざめ〉にあるといっても過言ではありません。

究極のところ、現代の女性美とは、〝自分らしさという美しさ〟の追究だと僕は思っています。「美しさと向き合う鏡の部屋」を最も間近に感じられるのは患者さんです。ですから、美の主治医は、〝あなた自身〟でもあるのです。

魅せる女性美のつくりかた／もくじ

第2章 〝美しさ〟と〝可愛らしさ〟をめぐって

第3章 いまここにある、美しさのかたち

第4章 〝アンチ・アンチエイジング〟よ、永遠に！

第5章 今日まで、そして明日からの〝私〟

●For health and beauty of every day.

第1章

“自分らしさ”を追いかける女たち

●カラダの中から新鮮なパワーがあふれてくる

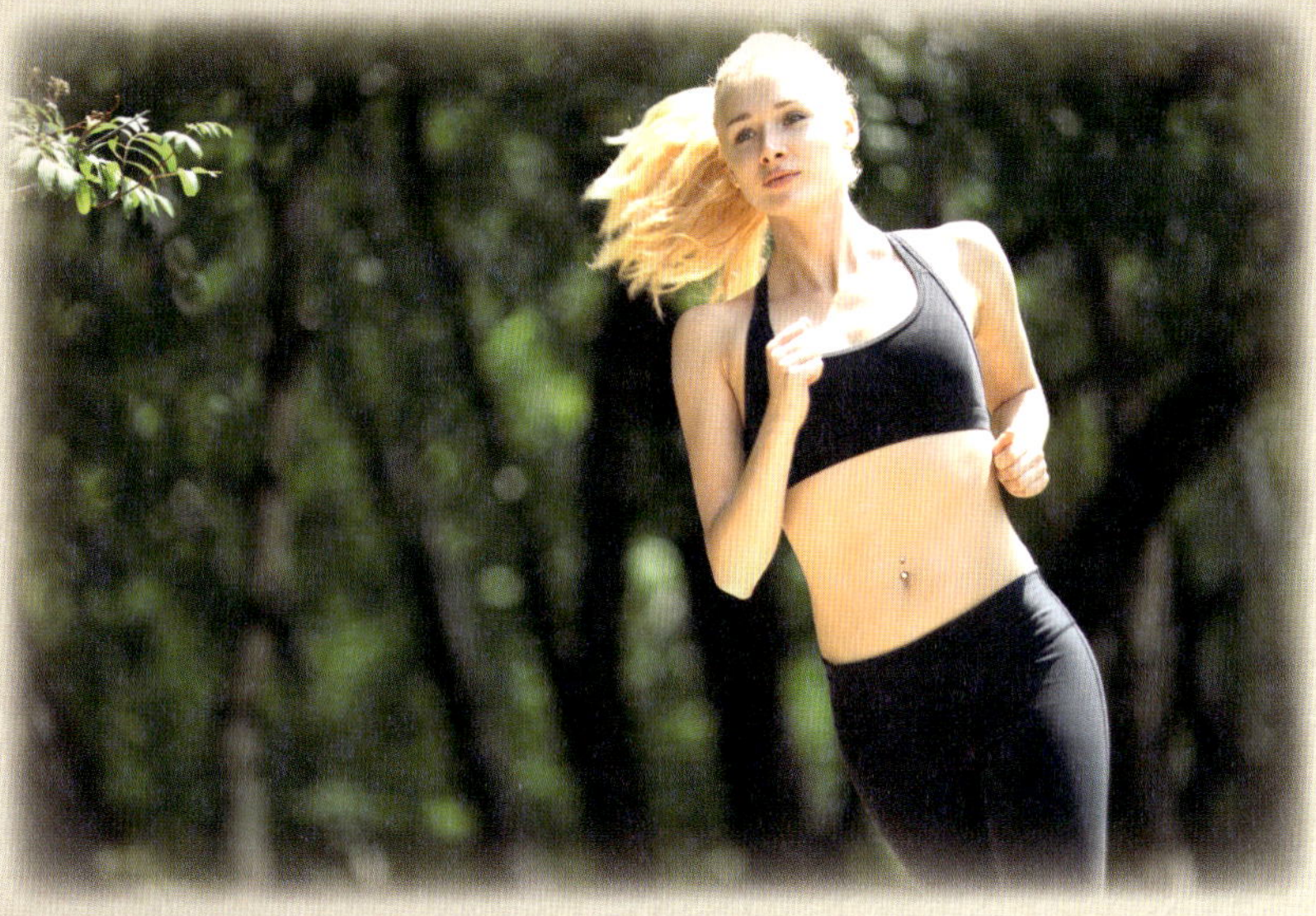

美容外科医の楽屋ばなし

――久保先生は、美容外科の専門的な治療や最新医療動向などについての研究発表や勉強会を行っていますが、今日はふだん語られることの少ない〝ホンネ〟といいますか、「美容外科医の楽屋ばなし」について、お伺いしたいとおもいます。

そう、たとえば、手術が終わったあと患者さんと話していると、「先生こわい顔している」とか「不機嫌そう」とか言われることがあるけど、自分ではそんなつもりは全然ないんです。ただそのときは愛想よくしたくても、できないんだろうと思う。大相撲で勝負がついたばかりの力士にマイクを向けると、〝ハアハア〟言うだけで、「よかったです」とか「頑張ります」とか。決まり文句を繰り返しますよね。あれは相撲取りが無口だからじゃなくて、真剣勝負の後だから、のどに言葉がひっかかってうまく話せないんだよね。僕も同じで、手術の後の現場では、何か患者さんに話したいと思うことがあっても、たいてい必要事項を伝えるのみで終始してしまう。〝10分の1〟も話したい言葉が出てこないんです。だから、こうした形でざっくばらんに、ふだん患者さんに伝えたいと思っている話題にふれたり、現場の感想やひらめきについて考えるのもいいかもしれないですね。

——先日、四国の高知市のクリニックで、医師免許なしに美容整形手術をして摘発されました。(注1) ああいう連中の場合は、逆に患者さんへの説明サービスの点では過剰なほど愛想よく気を使っていたかもしれませんね。

ああいう輩が出て来るから、美容外科の印象が悪くなる（笑）。ただね、話をおもしろくするわけではないけど、僕はその二人は案外真面目に取り組んでいたかもしれないと思っている。というのは、美容外科の世界で十年も続けるなんて大変で、簡単にできることではないですからね。いい結果を出して、評

（注1）2017年5月、高知市の医療法人「西武クリニック」の職員・森勉容疑者(61)と、オーナーの谷川延洋容疑者(71)が49歳女性に対し、医師免許なしに麻酔注射を打ち、二重まぶたの整形手術を行い、医師法違反で逮捕された。
2人は共謀し、2005年から10年間にわたり、100人以上に美容整形手術を「見よう見まね」で行ったと供述している。

判がよかったから、十年も続いたんですよ。もちろん、僕たち専門医が見たらいろいろ出てきて杜撰《ずさん》なことがばれてしまうと思うけどね。

——小児科とか美容外科は、クレームの多さでは他科と比較して別格ですね。特に美容外科は結果が一目瞭然ですから。客観的な判断として手術としては成功していても、それが患者さんの満足につながらない場合もあります。

傍から見ているほど気楽な〝甘い仕事〟じゃないんですよね。どんなに注意深く慎重に対処していても、終わってみると医師と患者の間で〝すき間風〟が立ち始めていることだってあるから。クレームに嫌気がさして、精神的に落ち込んじゃって、ドロップアウトした美容外科医もたくさん見てきているし。

クリニックを開設したてのころは、僕だって緊張してやっていたけど、万全を期していても、ケアレスミスや仕損じが生じなかったわけじゃない。そうした微妙な体験を一つずつクリアして、安定した判断と対応策が出来上がっていく。人間には「失敗しなくなる能力」というものが備わっているからね。

少しでも小さなミスや行き違いが生じたら、それを肝に銘じて繰り返さないこと、患者さんの思いや不満を正面からしっかり受け止めていくことが、さらなる技術の練磨につながっていく。用心深さと確信の蓄積こそが大きな財産なんです。だから僕は「最初から全然失敗しなかった」なんて言う医師がいたら、逆に信じません。

――患者さん側に不満が生じたときの対応はどうされるのですか？

たとえば手術では結果が出ているにもかかわらず、患者さんが満足してくれない、そういうとき、客観的な状況として「上手くいかなかったのか」というと、そんなことはない。バランスや安全性には限度があるか、医師サイドではブレーキがかかっている。総合的に考えてここまでがよいという、医師の経験と美学に基づいて判断している。

しかし、そう説明したところで、患者さんの不満はなくならない。そんなときは、医師に対してすごくデリケート、敏感になってくる。「ああ、これは信頼関係がくずれているな」と判断された場合は、もとの関係まで戻らなければならない。雑談になってもいいし、些細なことでも何でもいいから、患者さんが納得いくまで、とことんと向き合って話をする。遠慮せずに、何でも言ってくださいと。

話が一時間以上に及ぶこともあるけれど、いろいろな症例も見せながら説明していくとその話のさなかに患者さんの不信やくすぶりのバックグランドが見えてくることがある。

「最善を尽くしているのだけど、なぜ、治療の意図を受け付けず、反感をもっているの？」と率直に聞いてみると、じっとだまっていて「…じつは私、10年前から、脂肪吸引やら何やら色々な治療を受けてすべてうまくいかず今日まできている」という別の形で美容外科に対する不信の念を抱えていて、最後の段階で再燃して、手術によって治療したところではなく、別の小さな不満を重箱の隅をほじくり返すように爆発させてしまうことがある。

その場合はこれまでのケースで生じたすべての疑問にも答えることにしている。「いろいろな不満がたまっていたんだね」と言うと、本人もふっきれたように〝ほっとした顔〟になって、それだけで信頼関係が改善されたりする。患者さんはどうしても、自分のこだわりを必要以上に受け止めてしまう〝思い込み過剰〟は仕方のないことですが、それが医療の上でマイナスになることがありますね。

医師と患者さんの行き違いが解決した場合は、そこから先が急展開してその後の治療や調整がスムーズに行われたりする。

お互いが〈前向き〉になって「先生、そうやって理解してくれるんだったら、私、いろいろこうしたい…」「ああ、だったらそうしようよ、他に直すところもあるし、ちゃんときれいになるよ」と言う具合に、いいほうに問題が向けられて、別の問題点が見えてくることもあるわけです。

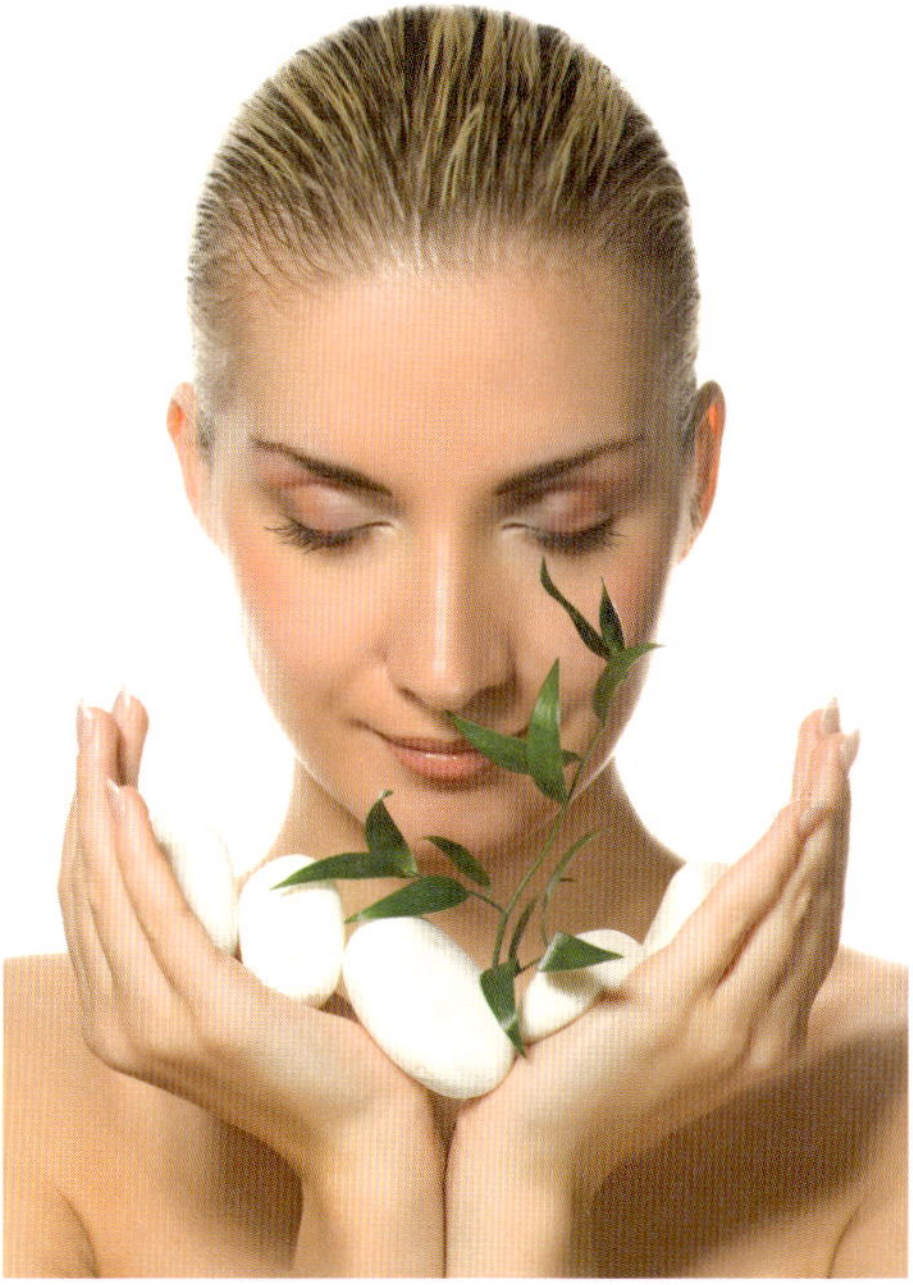

心のケアと美容外科

――医師と患者の信頼関係は、美容外科の治療で大事なことの一つですね。

患者さんの機嫌が直ったときは、〈台風一過〉でスッキリした〝青空〟になって、落ち着きをとり戻す。何事もなく笑顔で話しているから、じゃ、さっきまでの不機嫌やわだかまりって何だったの？と思うことがある。

そんなときは外科医というよりも精神科の領域に携わっている感じがすることがある。近年の心療内科では恋愛問題で落ち込んでいた女性が薬物治療で治癒して〝さっき泣いた烏がもう笑う〟みたいな場面がよく見られますから。

僕の場合は「気分安定薬（※注2）」は使わないが、心のケアに関しては間違いなく、美容外科医の仕事の一側面だと思っている。

心療内科の治療ではその人の状態に従って薬物治療が継続的に行われるわけだけれど、美容外科の場合は治療によって、患者さんの気持ちを解放的に変化させ、その人が抱えている心の問題を解消したりすることができる。

――先生は比較的早い時期から「心のケアと整形外科」の関係にふれて明言した医師ですが……。

患者さんが治療で得られた効果は精神面にもおよび、だれでも人が変わったように明るくふるまう、という事実は、美容外科医ならだれもが当面するし、実感していることです。

治療後に恋人や友達ができたり、結婚したり、学校の成績や会社の営業成績が上がって周囲から認められたり。そんなことから、治療が終わってかなりの時間がたっても「そこまで来たから……」なんてクリニックに顔を出してくれる人って結構いるんです。こっちも忙しいから「おおっ」とか「元気かい」とか「きれいじゃないか！」なんて挨拶を交わす。

そんなときは素直にいい仕事をしたという実感がこみあげてくる。ま、なん

（注2）気分安定薬……　気分安定薬は、脳神経に作用し、気分の波を和らげる作用を持つ薬で、主に「双極性障害（躁うつ病）」の治療薬として医療現場では幅広く用いられている。

というか、〝美しい俺の作品たちよ〟！って感じがしてきて。（笑）

で、これは深い話につながるので、あとでまた詳しくふれますが、明らかにみんな美しくなって人生そのものが変わってきます。

否定的な考え方をしてうつむき加減だった人が〈自己肯定感〉を持つようになって目を上げる。〈空を見上げる目はだれでも美しい〉という古い言葉があるけど、そういう体験をたくさん、患者さんと共に分かち合ってきたからこそ、僕の場合は意識して、美容外科は心のケアにつながる医療行為だと公言している。

美は「形」の問題だけれど、それは「心」につながる道なんです。「美容外科は心療内科だ」なんて言うつもりはないけどね。でも、そこのところを意識して治療に向かうか、漠然ととらえているかには大きな違いがあると思っている。

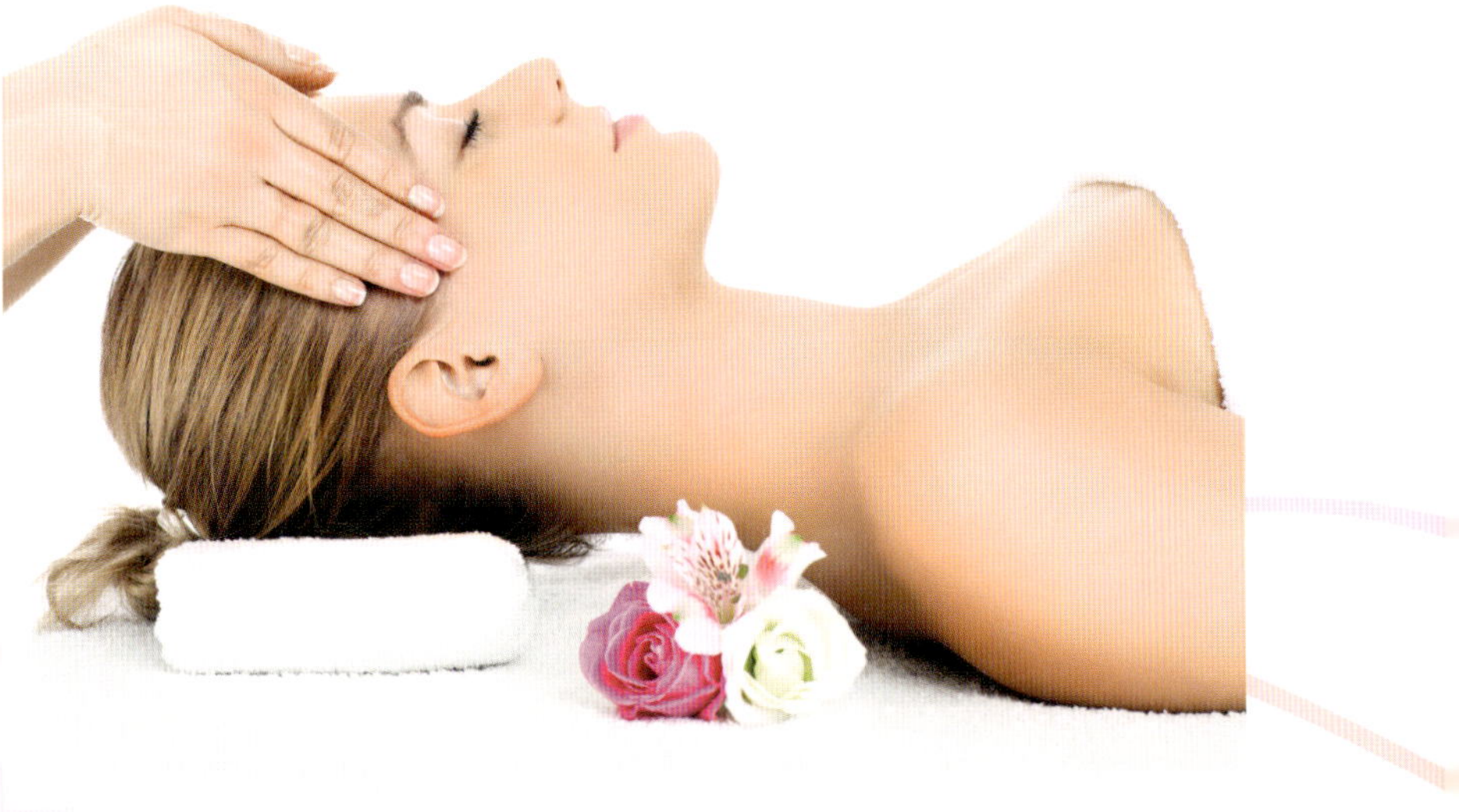

コミュニケーションと〝相性〟

——医師と患者が互いに歩み寄り、共感を得られる〝決め手〟となるのは何でしょうか？

そう言われても一つには絞れないが、やっぱり、そこで〝決め手〟になるのは〈直観〉ですよね。この仕事をずっと続けて来て、振り返って思うのは、患者さんが病院を決めたり、治療を選択したりするとき、最後は〝自分の感情〟で決断しているんじゃないのかなぁ……。

患者さんが直観で、僕のクリニックに否定的な嫌な感じを持ったとしたらやめた方がいいですね。お互いに「相性」という問題もありますしね。

医師の履歴や論文などを見て判断する人もいるけれど、いい論文を書く能力や有名病院の地位と、外科医の仕事の出来・不出来は別問題だから。

クリニックや治療を決める判断は、直接自分の目で確かめて、その印象により〝カン〟で選択することも正解だと思っている。

僕だって、美容外科医になる際、梅澤院長（※3）の十仁病院の前に他の病院も見てみようと思ってある病院の事務長に電話したら、やたら感じが悪かったのでやめたという経緯《いきさつ》があって、結局、それで正解だった。梅澤院長は〝裏表〟がまったくないから。

だから僕もこうした考え方や対応について日ごろからスタッフに理解してもらうようにしている。スタッフの対応がクリニックの印象と姿勢を物語るわけだから。「スタッフの対応は僕のメッセージなんだ」と思ってもらっていいわけです。

医師の説明とか、スタッフの感じのよさ、院内の整然としたシステムや設備、それから全体の清潔さといったもろもろの印象。患者のみなさんは、ネットのイメージで判断する人が多いけれど、実際に来院された人はそこのところを自分の目で見て全体で判断している。それが大切なことなんです。患者さんに来院理由を聞くと、みなさん感じるべきものはきちんと感じ伝わっている。直観

（注3）梅澤院長

院長・梅澤文彦博士は、十仁病院初代院長の梅澤文雄博士の長男として東京に生まれ、1960年に慶応大学医学部卒業後、十仁美容院二代目院長に就任し診療を行うと同時に多くの後進の指導にあたった。欧米その他諸外国の学会の視察を精力的に行い、国際美容外科学会会長としても活躍。一般社団法人日本美容外科学会会頭。2017年1月死去。

※第2章本文参照。

というのは、表面的なことに働くものではなく、その向こうにある本質をキャッチするように働くものだから。

――心療内科以外に他科で似た感じがあるところはありますか。

ときどき思うんだけど、美容外科の仕事は歯科医とも似ているところがありますね。歯科の患者さんは口を開けっ放しにしているけど口の中の治療が見えている状態ではない。医者任せで何がどう進行しているか、よくわからないよね。だから、優秀な歯医者さんは、患者さんに向けて治療の意味や進行の一つひとつを分りやすく伝えていると思う。その正確さ、丁寧さの度合いが歯医者さんの〝感じよさ〟になっている。僕はそのナレーションの仕方で、よい歯医者さんかだめな歯医者さんか、直観的に判断できると思うのです。

患者さんはマスクをした医師やスタッフに囲まれて、大半は目をつぶって治療を受けているから、「あったかい水が入ります」とか「少し削ります」とか「痛みを感じたら手を上げて合図してください」とか、きめ細かいナレーションにより、治療内容を理解し、安心して受けることができる。患者さんの心理に寄り添った治療のためにはそうしたきめ細かいガイドは不可欠だと思っている。

美容外科の場合は医師の説明を受けていろいろ不安を感じることがあったら、他のクリニックにも聞いたほうがいいよ、と言っている。セカンドオピニオン、サードオピニオンの時代だから、幾つか複数の病院をまわってみてそれぞれの特色にふれてから判断してください、と言うと、ぐるりと一周回って、結局また来る人がいるんです。

「なんでまた来ることにしたの？」と聞くと、「やっぱりいろいろ見て、一番確かな感じがした」とか「話しやすいし、ウラオモテがなさそうだから」とか、「なんか、ビビッとくるもんがあった」とか、いろんなこと言われるけどさ、うれしいよね、そんなときは（笑）。何となく、僕の〝直観〟みたいものが相手にも伝わって、コミュニケーションがつくられると思う。

——〝直観〟は、別の言葉で語るとしたらどんな感じですか。

さっき言いかけたことだけど、結局それは「相性」だと思っている。「相性」を〝直観〟で判断するわけで、これは衣食住、着るもの食べもの住むところでも、友達や恋人や勤務先の人間関係でも、人生はすべて「相性」で決まるといって過言ではないわけです。その「相性」について、目で見て肌で感じて、匂いを嗅いで聞き耳を立てて、〝五感〟を総動員して自分自身の好みで探り当てることが他人との信頼関係をつくるうえで基礎をなしていると思う。

ランキング流行りのこのごろは、ホテルでも飲食店でも映画でも歌でも、なんでもかんでも〝ベスト10〟なんて発表されるけど、そんな順位なんて自分とは何も関係ないですよね。かりにラーメン屋の人気ベスト1がどことか、ポップスや歌謡曲の今月のランキングとか言ったって、自分が嫌いなものなら、何の意味も持たない。病院選びや医師とのコミュニケーションも同じことで、自分に合っているかどうか、という「相性」がすべての判断の基準になってくる。自分の好みや希望について深く掘り下げていくと、向こうからその欲求に応じてはっきりした相手の〈すがた・かたち〉が見えてくるんですよ。

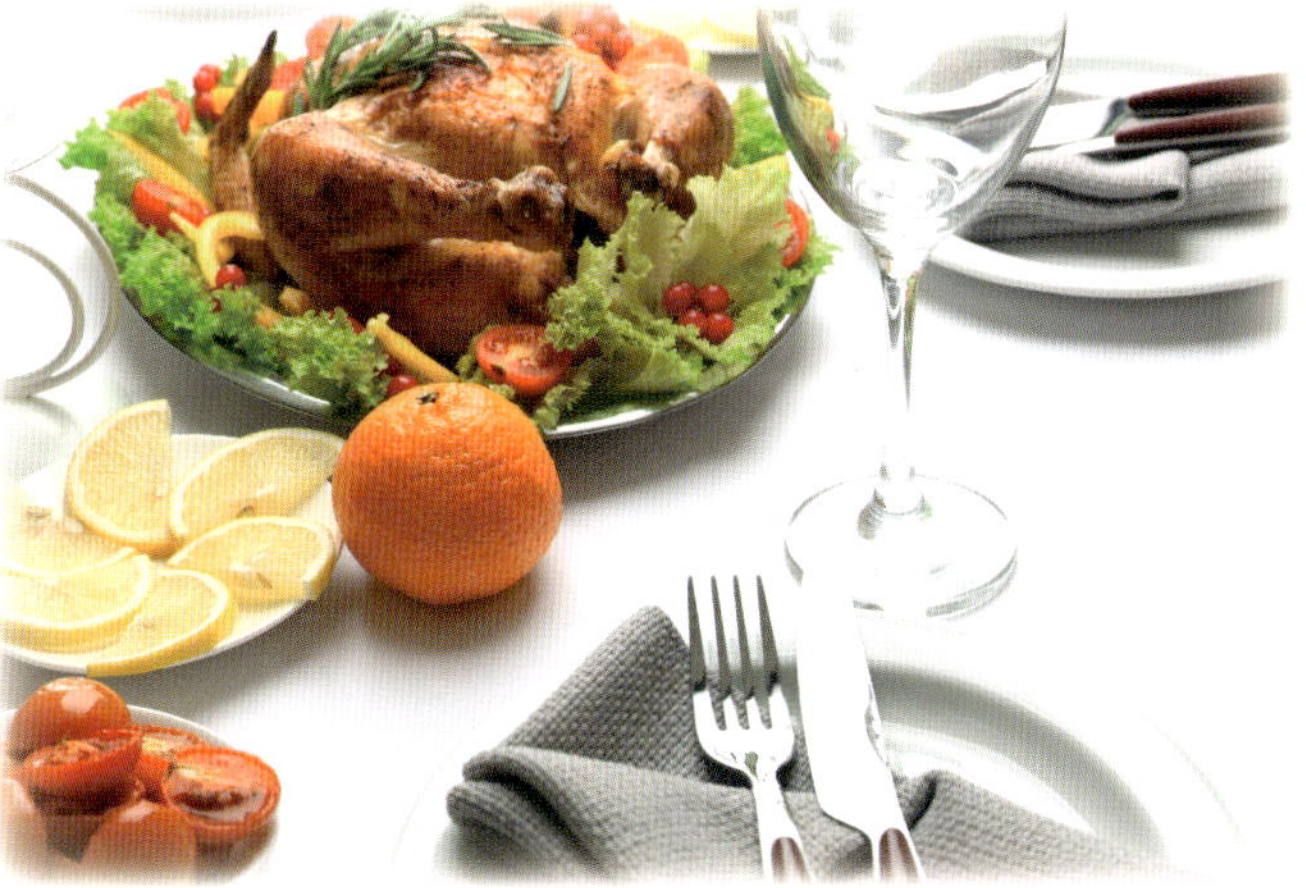

過大な要求に対してどうするか?

――一時、美容整形手術で全身生まれ変わりたいという願望を持った若い女性がテレビで話題となったことがありますが、過大・過剰にやり過ぎることを患者さんが希望するケースはありますか。

医療として行われる行為だから、患者さんの望み通り、治療や手術を何でもかんでも行うわけではない。医者としての裁量があるから。その人が本当に幸せになってもらわなくては意味がないですしね。一時的、一過性の対応であってはならないし、その場で患者さんの希望通り目や鼻の手術を施したとしても、それを見たほかの人たちはどんなことを感じとるだろうか。能の世阿弥の名言に「離見《りけん》の見《けん》」という言葉がある。離見(客観的に見られた自分の姿)を知ることが大切で、自分の見る目と観客の見る目を一致させるべきという言葉なんですが、ほんとうの美しさは、自分に近過ぎてもわからない、ちょっと離れて客観的に見なくては、ということだよね。僕は「相性」のことで自分本位という考えも話しましたけど、少し距離をおいて自分を顧みるのも大事なことです。

美容外科についても同じことが言える。患者さんのあまりに過剰、過大な欲求、あとさき顧みない願望にはブレーキをかける。その場かぎりで患者さんがよしとしても、一定の時間が経過した後はどんなことになるだろうか。美醜どころか、生死の問題にかかわることだってありうるのですから。

それから、患者さんが美しいとおもっても、僕が同じ価値を共有できないケースでは、「100%やらない」と決めています。

過大・過剰なことに付き合ってその場は患者さんの満足で収まっても、あとで必ず不評・不満が続出することがあるだろうし、そんな悪評や噂が飛び交ったら、自分で自分の首を絞めることにもなりかねないですからね。完全に〝アウト〟だと思う。

そういう意味で、美容外科医にとって「美意識」、「美の基準」、あるいは「美のとらえ方」って大切なことなんですよ。

「お客さんがいるから、芝居が幕を開けられる」

――クリニック存続の上ではどんなことが〈鍵〉となりますか？

術後や治療経過の中で、小さなほころびのようなトラブルが生じると、患者さんは神経質になってしまうから、その点は十分対応に気を付けている。大事に至る心配はまったくないレベルの問題でも、「先生のやり方が悪い」と不満を持たれることはありますからね。いろいろなケースがあり、いろいろなタイプの患者さんがいるわけですから、デリケートですよね。

専門家としての判断・対応だけでなく、医師と患者の関係で何かしらひび割れが生じたとき、患者さんの感情の問題が介在しているから、最大限の誠意を持って向き合うようにしている。

たとえば、ちょっとした目の周囲の変化で違和感を持たれた場合として、よそのクリニックへでも相談に行こうものなら、〝尾ひれはひれ〟が付いていろいろ言われるよね。すると、それだけで信用は失われる。

まあ、これはあくまでも、もし、たとえばという仮定の問題だけど、美容外科の患者さんは基本的に健康な人でしかもきれいな女性が多いから、もしそんな患者さんに障害が残ったりしたら、これは大変な社会問題になってしまうだろう。一般病院で、がんとか肺炎で危篤になって亡くなられると言う場合とはわけが違う。美容外科でもし、そんな大事に至る事態を招いたとしたら、社会的に追放されてしまうでしょうね。

そうなったら当然、何億もの賠償問題が派生し、〝悪人〟として糾弾され、もう人前に出られない生活に追いやられてしまう。

いや、冗談を言っているのではなくてね、それくらい危険がつきまとう難しい仕事をしているわけです。だからスタッフにはつねづね、そうしたリスクを抱えた仕事なんだということを厳しく言い聞かせている。患者さんの命と健康を預かる仕事は、たった一つの間違いも許されない、〝毎日がリアルに戦場なんだ〟ということです。

それで本当にいい結果が出ていたら、それを見て知っていただいて、治療に訪れる方は多くなりますからね。僕たちにとって患者さんは一つの作品であり、患者さんが安心してきれいになって満足してもらえる、ということこそ、クリニック存続の最大の鍵になってくる。

歴史に残る名女優の杉村春子さんは、「お客さんがいるから、芝居が幕を開けられる」と言った。僕にとって何が一番大事か、というのは「どれだけ患者さんに喜んでもらえたのか」という一事で、医学会でいくら評価されたり、医者仲間で評判が良くても、外科医にとっては、「患者さんがいて、全力で結果を出すこと」がすべてなんだと思う。

――先生はよく、患者さんにも、スタッフにも、「好きでやっている仕事だから」と口にされますね。そこには、どんな意味がこめられていますか。

そうだね。「好きでやっているんだから、苦にはなりませんよ」なんて、自分で言っていることがありますね。確かに、口癖かもしれない。

僕の場合は、自分が〝幸せ〟を感じるのは手術をしているときだから、じつはまわりで気をもむほどくたびれないんだ。治療時間が延びても、患者さんがきれいになることなら全然苦にならないし、主治医として嬉しいことだと思っている。

ところが確かに、患者さんには、この〈好きでやっている〉というニュアンスや感じはうまく伝わっていないらしい。

同じことを繰り返すといっても、そのときどきの患者さんの状態は違うわけだし、また同じ部位や手術でも人が変われば、いつでも新しいことをやっていることに等しい。微妙に異なる作業になるし、発見もあるんです。たとえば、好きなミュージックを何でもいいから想像してほしい。星野源であろうが、西野カナであろうが、ファンは何回も繰り返し聞いているじゃないですか。「好き」ということはその作業が繰り返し新しい、ということなんだ。これはフィギュアスケートの真央ちゃんだって、羽生君だって、野球の大谷選手だって傍から見たら同じことばかりやっていてよくあきないね、という話だよ。でもあきたって言葉は聞かないでしょ。だから、患者さんがきれいになれば僕も楽しいんですよ。

つらい思いをして面倒なことをやっているのではなく、繰り返し新鮮なことだから、そのつど小さな発見があり、楽しいからやっている、ということが、なかなか伝わらない。

まあ、全然大丈夫、患者さんが心配されるほどには苦にならないわけですよ。

人間のやることには限界があるし、〝神の手〟なんてものはない。その時代、環境のさまざまな条件下で、最大限の手をつくして行われているという認識がなくてはならないと思う。

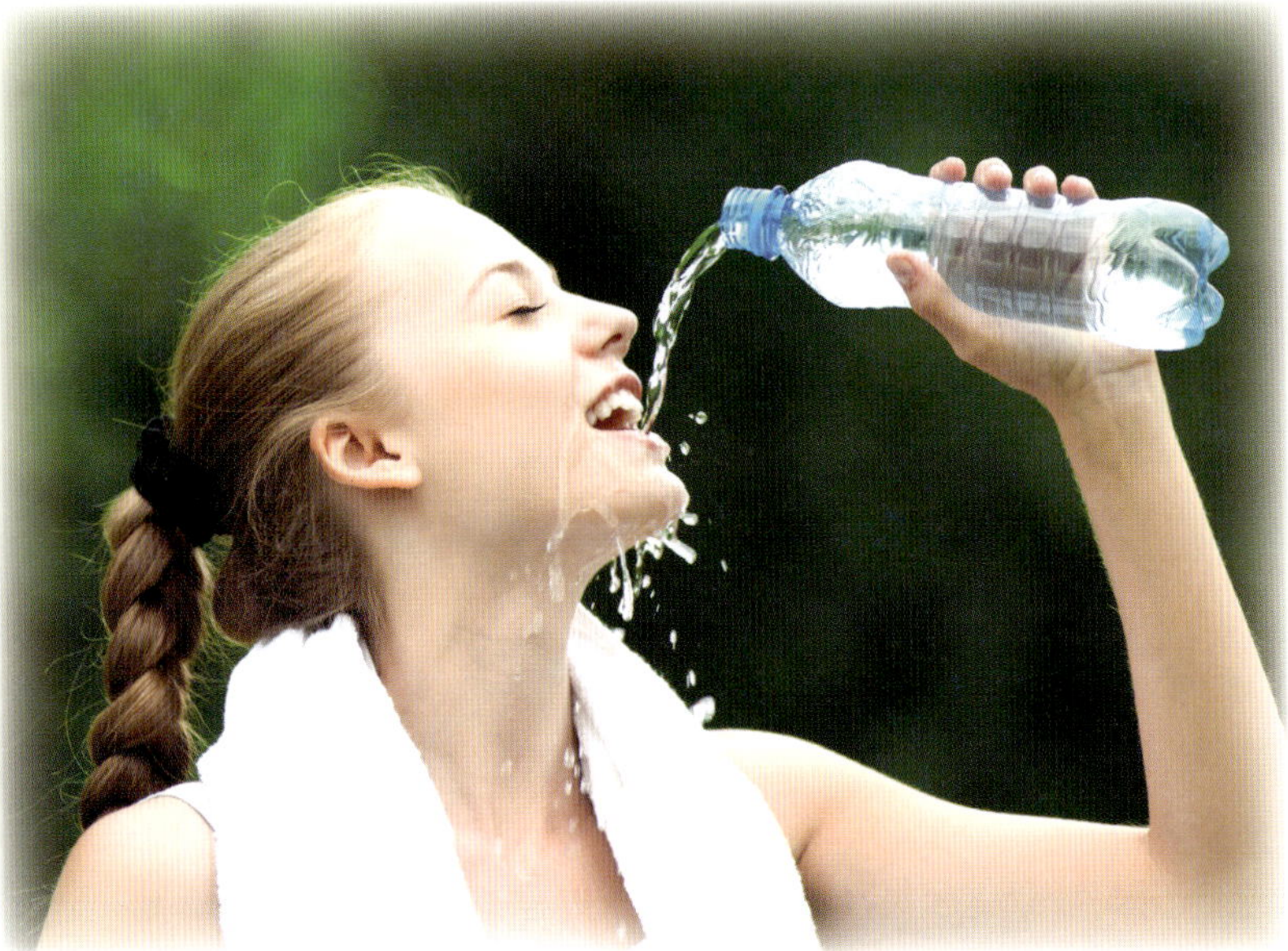

ホンネで勝負していた僕の「師匠」

――先生の語り口と親しみやすさ、構えのない感じは、美容外科医になってから意識したことですか。

いやいや、昔からこんな感じですよ。でも、患者さんをリラックスさせたいから、少しはわざと砕けた印象で話しているかな（笑）。僕の師匠もべらんめえ調で話したし、梅澤病院の院長もデビューの頃の石原裕次郎みたいな（笑）不良っぽさが抜けなかった人だし、いろいろガラの悪い先輩が多かったかな。でも、構えてみたって、緊張してからだによくないしね。

外科医の仕事は、たとえば1000例の手術を成功させても、1001例目に失敗したらアウトだよね。それまでの1000例の成績はすべてパアになる。

そういう点では内科医とは全然違うし、常にリスクが潜んでいて、一例もミスがあってはならない。外科医はみんなそうしたリスクを背負っているから、逆にアッケラカンとした感じがないともたないかもしれないね。

僕の師匠の本間信吾先生（注4）は、整形外科医の名医で、業績からしたら信じられないほど低収入なのに、カネなんてどこ吹く風。まったく気にすることがなかった。晴朗高潔で、口が悪くておもしろい人なんだ。

というのは患者さんもいろいろでね。けっこう、なんだかんだ言ってくる。「先生、大変な手術らしいけどやったほうがいいの？」「あなたの病気はこの手術しないと治らない。それは事実だよ」「じゃ、失敗したらどうなるの」「いや、それは人間なんだから、失敗することもあるよ。失敗しないなんてことはないんだから」「じゃ、やらないほうが得策かもしれない」「でも、俺は失敗したことはないよ、いままで。だからどうするかは、あなたが判断してよ」「絶対失敗しないの？」「絶対失敗しませんなんて、断言できないから。でも失敗しないつもりで、俺はやるよ。手術しないと、この患部の痛みをずっとひきずって生きていくことになる。失敗するか成功するか、リスクはあるけど、やるかどうかはあなたが決めなさい。」

（注4）本間信吾博士…
医療法人社団くわのみ会桑園整形外科名誉院長。1971年北海道大学医学部整形外科医局入局　76年医学部整形外科、助手（脊柱班）79年アイオワ大学留学（脊椎バイオメカニクス）1980年北海道大学医学部博士号取得　1998年市立札幌病院整形外科部長　2009年桑園整形外科福院長
日本整形外科学会認定医　日本リウマチ登録医　日本整形外科学会脊椎・脊髄認定医　日本整形外科勤務医会常任副会長　札幌市整形外科医会副会長

こんな会話を間近で接して、師匠の言うことは一点の曇りもないと思っていたよ。絶対失敗しない手術なんてないわけだから。

このときはどんな手術かというと、リウマチで首の骨がずれて、放置すると神経を圧迫して呼吸困難になって死んでいく。それでずれた骨と骨を合わせて固定する手術なんだ。

ただし万が一、ピンが神経にふれてしまった場合には障害者になってしまう。凄いリスクのある手術なんだけど、僕はその先生の下で一緒にやっていて、「はぁー……、これは大変な、命がけの仕事だな」と思って、「これ、ちょっとずれただけで、やばいですよね」と言うと、「だからずれないようにしてるんだよ」とぶっきらぼうな返事。

でも師匠は余裕で、失敗しないからね。それで何の滞りもなく手術が終わって、当然の如く、患者さんの命が救われる。助かるんですよ。

かっこいいよね。僕はああ、このスタイルでいこうと思ってさ。

だいたい、自分を守る医者が多いんだよ。手術前の同意書にこ

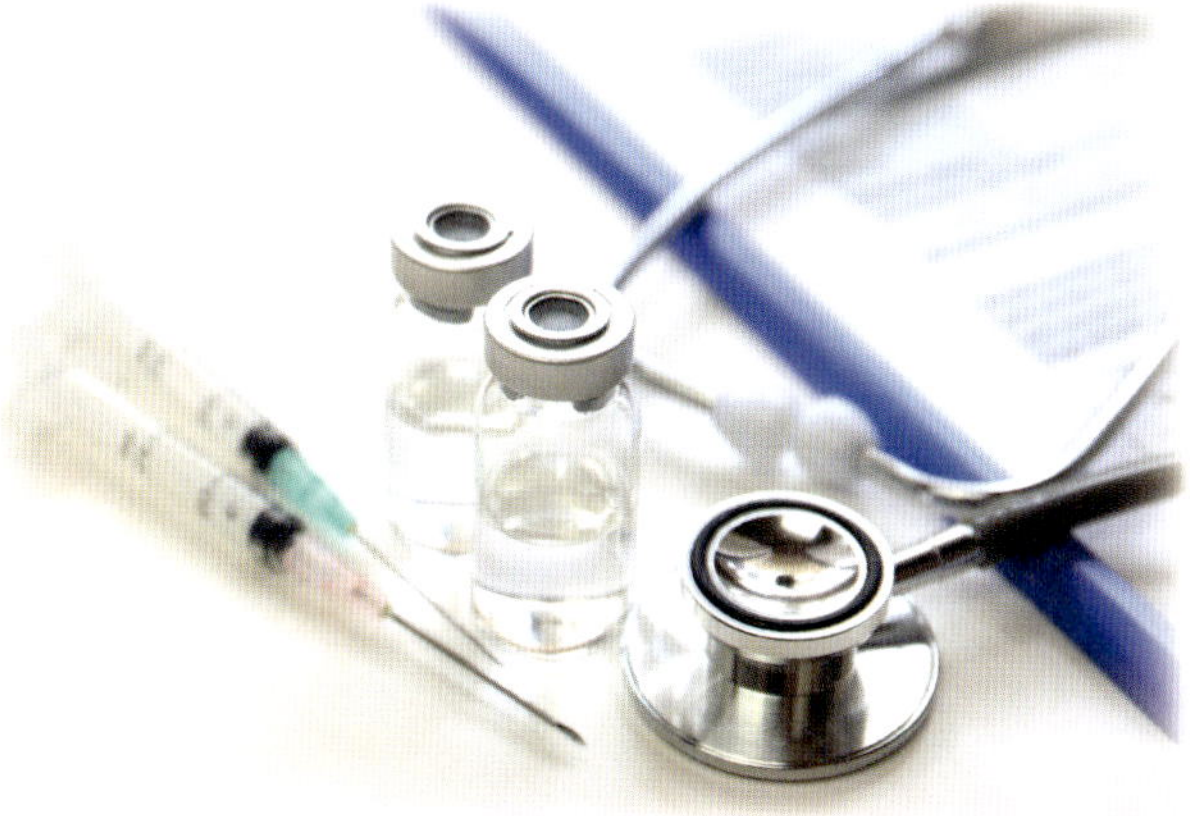

ういう場合は失敗のおそれがあるとか何とか書いてあってサインさせられて、同意した人だけ手術をする。師匠はそんなこと一切言わないで、やるかやらないかは患者さん次第だけど、やらなければこの痛みは残り続けるよ。あなたが信用してくれるなら、俺はやるよって。そんな感じでべらんめいでそっけないけど、患者さんに対してハートがある。

手術が終わった後、患者さんが痛みを訴えると、

「いやー、痛いの、わかるけどさ。痛みってのは貴方の感じ方だから、気持ちの持ち方次第で、変わるんだよ。その痛みを取るのは俺の仕事だけど、だけどあなたがその痛みをどう感じているか、それはあなたの感じ方だから、これはっかりは俺は治せねえ。でも、少しずつ良くなっていくから。いまによくなっていくよ」

そう言うと、いろいろ不満を述べていた患者さんが「お願いします」としおらしく納得している。

そういう場面に何度も出くわしたことが僕の患者さんへの対応の基礎をなしている。ガラッパチでも、ウソはないつもりなんだ。

前向きな患者さんは〝きれいに・早く・よく治る〟

――美容外科治療は〈医師と患者の二人三脚〉と先生はよく言われますが、術後の経過・回復を考えると、医師のみならず、患者さんの考え方や行動しだいでずいぶん様相が変わってくるわけですね。

それはそのとおり。僕たち外科医は、治すきっかけをつくるだけ。治しているのは、患者さん自身なのです。外科治療は根本的に人間の修復メカニズムを利用したもので、〈治癒〉という過程を〝主従関係〟で見てみると、術後は逆転して医師が「従」で、患者さんが「主」になる。医師は患者さんの背中を押すだけで、そこから歩いていくのは患者さん。患者さんの主治医は、その人自身です。僕が患者さんたちに「美を探し求める旅は、自分探しの旅に出ることに等しい。一生続く長旅だから、美味しいものを食べてよく眠って、彼氏を見つけてタフになろう（笑）」なんて言う理由もそこにある。

外科という行為は人体のどこかに刺激を与えある意味ではケガをさせているんですよね。人にケガさせたら傷害罪で逮捕されるけど、外科医だけは合法的にケガさせても罪を被らない。非常に特殊な仕事をしているという自覚は持っている。

そのケガをいかにしてきれいに治るようにするか、というのが外科治療のポイントになる。つまり、どうやったら「きれいにケガさせられるか」というのが大事なのだ。それは先人たちの積み重ねで、メスの進入口がどこから入ってどこから出ていったらきれいになるのか、という定理が出来ている。

たとえば、手首なら親指側の腱の内側です。一番低侵襲な部分を切るとか、目の場合は一番真ん中のラインから入っていって次第に斜め下方に向かっていくとか、決まり事がある。そういう方法を無視して闇雲に切ってしまったら、もちろんいい結果は期待できない。その場合はきれいに治らないし、汚く治ってしまうわけで、それが結構クレームの原因となることがある。

ケガをさせるというのは外科行為における事実だから、昔は大きな範囲で深く切り取って患者さんは大変だったけど、医療の進展にともない内視鏡（注5）や腹腔鏡（注6）を使った手術などで傷口をできるだけ小さくしようという外科医療が進んできた。

美容外科も同じで、皮膚は出来るだけ切らないようにして組織を大切にするため裏側の粘膜から入る。でも裏側といっても横に入る場所と縦に入る場所があるから、横に切るか縦に切るかを見極めて入っていくわけです。

なぜケガをさせるのかというと、人はどこかにケガをすると必ずそれを修復しようとする〈自己保存能力、再生作用〉が自然に働く。美容外科はその再生のメカニズムを利用した医療で、傷口をいかにきれいに再生させるかというところに美容外科の価値がある。

たとえば目の治療などでもケガをさせると、そこにもっと元気な細胞が新生して出てくる。目の下のクマやたるみが目立ったりしている場合でも、上手くケガをさせることによってそこに再生するいい皮下組織が生えてくる。いい皮下組織が生えると、そこから新しくきれいな皮膚が生まれ変わる。術前よりもずっと、〈美しく・強く〉なるわけです。

（注5）内視鏡
体外から体腔内に挿入して、体腔内面や臓器表面を観察したり写真撮影するための器械で、口から挿入する喉頭鏡、気管支鏡、食道鏡、胃カメラ、十二指腸鏡、肛門から挿入する直腸鏡、尿道から挿入する尿道鏡、膀胱鏡、腹壁や胸壁に小切開を加えて挿入する腹腔鏡、胸腔鏡、縦隔鏡などがある。

（注6）腹腔鏡
腹腔鏡手術とは「腹腔鏡」というテレビカメラでおなかの中をみながら行う手術のこと。従来の開腹術と比べて腹腔鏡手術は非常に小さな創で済むために術後の痛みが少ないこととそれにより回復が早いことが長所とされている。

たとえば骨を折ったら、折ったところが折れていないところよりも丈夫になる。網目状のものが線維化によって傷ついた骨を包む作用があるため、今まで以上に丈夫になる。目の治療でも同じことで、今までたるんでいたところに、レーザーによって刺激（ケガ）を与えると、今まで以上にもっときれいなしっかりした線維状の組織が新生して来るから、術前以上にたるみにくい皮膚がつくられる。

美容外科はそうした人間の自然治癒能力を引き出す医療で、これは外側から高価な化粧品をぬりこんで効果を図るよりも全然効果がある。中から治療して細胞に刺激を与えれば、いい皮膚それ自体が美しく生まれ変わって生えてくる。一目瞭然。細胞に刺激をあたえれば成長ホルモンや組織再生因子がどんどん出てくるわけです。美容外科医は、こうした人間の再生組織に刺激を与えているだけで、治しているのは患者さん自身の再生能力が働いているからなんです。

治しているのは患者さん自身だから、患者さんが治療に前向きな人ほどよく治るわけです。否定的な人はやはり傷の治りが悪い。何十年もやっている実感だけど、ポジティブな人は傷の治りが早くて、懐疑的な人は回復力がその分だけ遅くなる。たとえば、がん治療などでは、よく笑う人の方が免疫力が上がってよい影響が出て来ることと道理で、つまり、ポジティブな人ほど再生能力が高い傾向がある。

だから僕は、治療に関してはいつも患者さんに、前向きに取り組んで効果を上げて行こうと言っている。

ところが多くの患者さんは、治療は医者がしたことがすべてで、それが事実として結果に及ぼし、その後の進展も医療の力によるものと信じ込んでいる。でもそれは大きな誤解で、何度も言いますが、医師がやっていることは外科的治療でケガをさせて刺激を与えるだけ。あとは患者さんの中にある自分自身の〈免疫力・再生メカニズム〉によって自然治癒していく。

僕は患者さんが治ろうとしている力を使ってきれいに直そうとしているだけなんだ。だから、患者さんは細胞たちが元気になるように前向きに考えて健康的な生活をおくってくれれば一層効果が上がる。

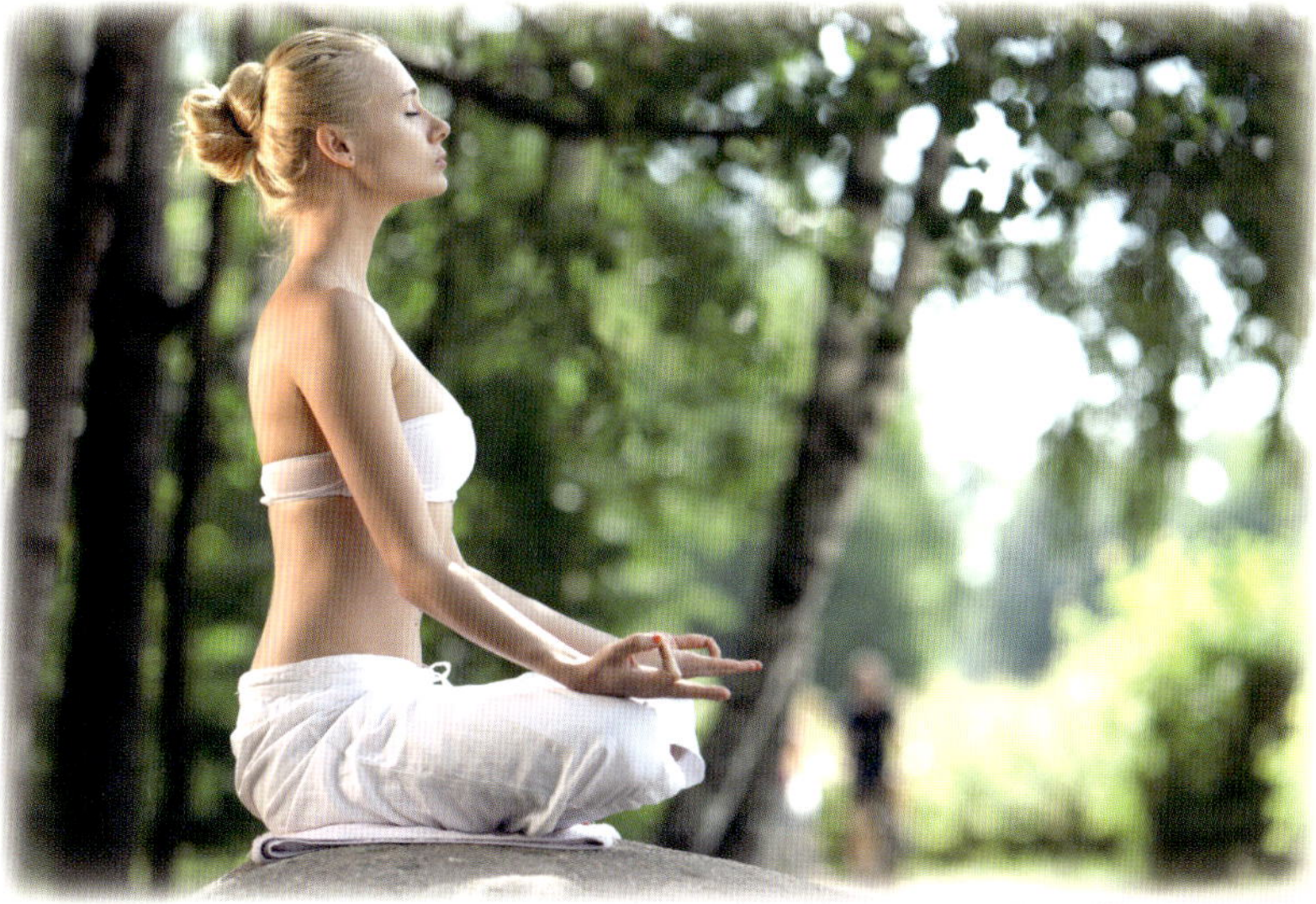

この数十年間、一度も病気をしたことがない！

――美容外科は生活習慣病やがんなどと比べると、患者さん自身の目的意識に促され、治療結果がはっきりわかる「目に見える医療」ですね。

今の医療は業績を上げるために病気をつくっている側面がある。一般の人は健康に不安を感じて人間ドックに入り、血圧や血糖値などにひっかかり病院通いを始めて病人にされてしまうわけだけど、それでは病気を呼び込んでいることにならないだろうか。

「がんになる人はなりたいという自分の潜在的願望があるからなってしまう」、「健診でひっかかる人は病気になりたいという気持ちがあるからそれが実現してしまう」という説を唱える人もいるくらいだ。

美容外科の場合は、こうした病気（不安？）に対して行う治療ではなく、患者さんの求めるところを明確にして、クリアしていくという治療だから、生活習慣病の不安や恐怖をあおり立てる〝霧〟のようなものではなく、もっと直接的な、「結果が目に見える」治療を行っていると言ってもいいでしょうね。

僕はこれまで大きな病気なんてしたことがない。この数十年間、一度も健康診断を受けていないし、人間ドックにかかったこともない。だから、胃カメラも大腸内視鏡検査も受けたことはないけれど、それでも今日までずっと健康に生きてきた。これが、病気して手術してクスリを飲んで、と言うなら何の説得力もないけど、著名ながん専門医で、「おれはがんの検査なんて受けたことない」なんて言う人を知っている（笑）。

専門家ほど医療に頼りすぎるのはよくないと身にしみてわかっているし、自分のことは自分でわかるから。だから医者が自分に対して納得していることと、医療として他人に対して行っていることは一致しないことが多い。僕の家は兄も内科医という家だけど、80歳になる母親は僕と同様、クスリをまったく飲まないんですよ。それでもちゃんと元気に毎日かくしゃくとして生活している。

これは今の医療の問題でもあるけれど、あまりにも人や情報に依存しすぎていると思う。

「命を預けている」という理由から医者を〝盲信〟して、うまくいかないと医療のせいにしていろいろ不満を抱え込む。治りが悪いとか、薬の効果が疑われるとか。インターネットを過大評価して信じ込むのもよくないし。テレビで放送された医療情報をそのまま鵜呑みにするとか。あれは番組の勝手な都合で偏った情報だけピックアップしていることをどれだけの視聴者が認識しているだろうか。

みんな何となく、トシをとったら病気にかかりやすいとか言って、病気の数だけあちこち病院に通っている人が結構いるけど、ホントにそうなの？　マインドコントロールされてるかもしれないよ。逆に病院と縁を切るくらいの気持ちで、一度自分の健康状態と生活習慣を総点検してみてください。生活習慣の見直しとかウォーキングとか、病院に行く前の段階でやることはたくさんあるし、自己管理しだいで十分健康を維持できる。

やっぱり、すべからく、何事も自分で疑いつつ、よく考えて選択しなくては。

ここで言いたいことは、「もっと自分と向き合って生きていこう！」ということですね。

知っているようで、知らない話

――ここでは、〝知っているようで、知らない〟医師から患者さんへ特には説明のないまま、素通りしてしまいがちな話について、お話し願いたいと思います。

アメリカでＡＩ（人工知能）を使って過去の悪性リンパ腫治療報告を洗い直したところ、現状では解決の糸口が見つからないリンパがんの新しい治療方法が即座に発見され、驚きとともに大きな話題となっているそうです。これは内科医の仕事の発想がＡＩに置き換えられ、これまでの限界を超えた医療の道筋が見えてきた、ということで、コンピュータには敵わない時代が医療の世界にも到来したわけです。

一人の医者が理解し、把握している検査や症例、文献等の情報資料には限りがある。でも、「パブメッド」という医療検索サイトにAIが行ってそこから限なく調べられるシステムを使うと、一個人の予測を超えた組み合わせや視界が瞬時に開示されるため、内科的所見ではAIが医師に勝ってしまう。

しかし、外科の場合は手作業で、職人技がモノを言う。だから、外科手術の実際は、その人に備わった固有の感覚や能力によって左右されてくる。手前味噌になってしまうけど、僕みたいに専門的な分野で微細な取り組みを持続している仕事は、コンピュータで代行できないから、今後もますます残り続けるだろう。

僕自身は美容外科の現場でもオーソドックスな剥離操作とメスを用いた切開というシンプルな作業を一番大事にしています。古くから行われている基本となる操作が仕事の中心であることは変わりありません。ベースになるものが最も基本的価値と魅力になっていることを患者さんに伝えたいと思っていますが、こういう話は現場の治療に追われて忘れてしまうね。

美容外科というと、女性の美しさやファッションとの関わりがあることからついつい外科の治療の内容まで人気主導でクルクル変えてしまいがちだけど、原理原則は変わりません。そこを離れてしまっては医療ではなくなってしまう。新しい美容クリニックなどでは、流行を取り入れて目先を変えることに精いっぱいで数年で伸び悩んでしまっている。

結局のところ外科医は、下町の片隅でこつこつと手製の鍋をつくったり、下駄を作ったり、簪《かんざし》をつくったりする人々と同じ〝息遣い〟でこつこつやっていく孤独な世界なんだよね。その小さな個人的世界が、やる人によって大きくなったり、広くなったり、あるいは大変に繊細なものに変わったりするところが僕は好きなんです。その変容というか、スケールの大きさということに、外科の仕事の奥行とベースがある。

――日本人の場合は戦後の経済変動が大きかったせいか、〝好奇心旺盛〟というか、新しいモノに飛びつきやすいという心理的傾向が顕著ですね。

医療の世界でもとにかく新しい手法やクスリに人気が集まりやすいよね。抗がん剤とかホルモン剤の新薬とかでも、「今度こそは効くの、効かないの」と言って話題を集めたりするけど、実際はそれが特効薬として絶大な効果を発揮して〈がんが消滅した〉という完治の報告はないわけだから。新薬に飛びついてむなしい思いを味合う、という話はめずらしいことじゃないですよね。それに、新しいモノにはリスクも伴うから、新しければすべてよし、ではない。

たとえば日本では毎年、ビール関連の新商品がしのぎを競い合っているけど、ビールの本場のドイツやベルギーなどではこうした目先の変わった競争はないと思う。ヨーロッパでは古いモノ、伝統を大事にして何百年前の建物をレストランとして使ってそこに価値を見出している。医療の世界をずっと見ていると、新しいものはすぐに忘れ去られ、すたれやすいという傾向がある。

――たとえば皮膚の表側と裏側の違いなども、患者さんはご存じないかもしれませんが、美容外科の治療の基本となっていますね。

表側の組織は高度で一回損傷したものはもとに戻らないから治らないという特徴がある。けれど、裏側は単純ですごく治りやすい組織なんだよね、だから治療というのは裏側からやるべきだという鉄則がある。これも患者さんは知らない人が多いでしょうね。

たとえば人間の組織でも増えるものと、増えないものがある。髪の毛とか爪はどんどん伸びるけれど、同じように脂肪も増えると勘違いしている人が多い。肥満になると脂肪をとってもまた増えると思いがちだけど、じつは脂肪は1回とってしまったらもう戻らないものなんだ。

ハリウッドの有名女優などは何度も脂肪吸引を繰り返している人がいるけど、これはヤバいことです。脂肪がホルモンをつくったり、逆に脂肪がカロリーを燃やしている役割がある褐色脂肪細胞（注7）というものもある。そうしたものを排除してしまったらカロリーが代謝されなくなるから本末転倒だ。

首まわりとかの余分な脂肪は、とってよいものもあるけれど、基本的には、脂肪をとってはいけない。そもそも女性の魅力というものは脂肪にある。やわらかさや豊かさ、あたたかさ、やさしさなどの曲線的イメージは脂肪がもたらしてくれる。

ルノワールの絵を見れば一目瞭然ですよね。男性が惹かれる色気とか、女性らしさは脂肪が形づくってくれるので、脂肪は基本的に女性の見方であり、敵視除外してはいけない。とった脂肪は二度と戻らないから、クリニックへ来た若い女性の患者さんが他院で太ももの脂肪をとってしまって、とても貧相にな

（注7）褐色脂肪細胞…
褐色脂肪は代謝的熱産生を行なう特異的な脂肪組織。寒冷環境下での体温維持やエネルギー消費の自律的調節に関わっている。
従来、褐色脂肪は冬眠動物や実験動物から得られるものとされていたが、近年は成人にも褐色脂肪が存在し「体熱発生装置」として体温が下がり過ぎないように保っていることがわかり、肥満やメタボリックシンドロームとの関係で注目を集めている。

っていたのを見て、本人は満足しているかもしれないけれど、とてもつらい気持ちになったことがある。

ところがマスコミなどが無責任にあおってやせていれば美しいという幻想をばらまいている。そうではなく、健康というものがあっての美しさ、というのが基本。患者さんもそれをよく知って美容外科・整形を行っていく必要がある。

たとえば、脂肪吸引でやせるというのは脂肪細胞そのものの数を減らしてしまうということ。脂肪細胞が１００個あったら50個にしてしまうわけです。でも、取ってしまった脂肪細胞数は二度と戻りません。できれば、脂肪吸引に頼ることなく脂肪細胞の数を減らさずやせることが「正しく健康的なやせかた」です。脂肪吸引によってたとえばお腹の脂肪をとった人は、顔がむくんできたり、体の違う部位が太ってくるという事例もあると聞いている。

これはあるところをとると、体の別の所が脂肪をためこもうとする。まだ医学的に証明されたわけではないが、そういう可能性、副作用は大いに考えられるので慎重に選択しなくはならない。

あとは鼻についても知っておいてもらいたい。東洋人と西洋人では大きな違いがある。西洋人にはわし鼻の人が多いが、幼少期からわし鼻という人はいない。軟骨というのは成長するので年齢とともに盛り上がって来てわし鼻になる。外国映画を見るとわかるけど、子どもでわし鼻の子はいない。

だから我々の先輩でも、優秀な人ほど鼻の手術には難色を示す傾向がある。鼻というのは年齢とともに形が変わるものだから。僕の場合でも鼻に対する治療は慎重にならざるを得ないし、優先順位を下げるようにしている。

美容外科の問題点はこの50年ほどの歴史でエビデンスが出ていないことである。大学の形成外科の場合はいろいろ論文を発表して医学的根拠について明らかにするという傾向があるが、クリニックを経営する美容外科医たちはそこまで手が回らないため、さまざまな事例に直面してもそれをエビデンスとして突き止める用意がない。そこが美容外科の現在の一番の問題だと思っている。

——昔の美容整形は一般に容貌の一部に自信のない人が美人になることを求めて来院するというイメージがありましたが、最近の患者さんはきれいな人が増えていますよね。

そういう時代になったんですね。きれいな人が自然な形のままで、もう一つ上の美しさをめざすという……。〝容貌に自信のない人〟はうちのクリニックにはあまり来ない。冗談だけどネ（笑）。

まあ、これは余談に属する話だけど、顔と体って全然別物ですよ。そういう星座の絵があるでしょ、体の四肢が馬とか牛とかで顔は人間になっているギリシャ神話の伝説が。ああいう感じが人間にも言えることがある。すごくきれいな人でも体が美しくない人、どんなに美しい顔でも体格とか手足、皮膚はまた大きく違う造形になっていることがある。その反対に体はすごくきれいなのに顔はそれほどでもない人、釣り合いがとれていない人、のせ替えたんじゃないかと思わせる人がいる。あるいは肌がすべすべでまっ白で美しい人でも顔がやや赤ら顔の人とか。

正直なところ、美容整形では顔は手術によって調整したりできるけど、体格や皮膚などは変えようがない。だから、「顔は本当におもしろい、顔は手を加えれば様変わりして本当に輝かせることができる、その人の運命すら変えることができる」と梅澤院長がよく言っていた。ただ、体は手を加えられない。

まあ、トレーニング系の努力によって、その範囲で美しい体をつくっていくことはあるのだけれど。

体については骨をけずってどうこうとか、そこまでやってはいけない。必ずその反作用、副作用というものが生じるし、その恐さというものを患者さんもわきまえてほしい。

だから、ある程度以上になると患者さんが希望する場合でも限界はある。これは仕方がないですよね、人造人間をつくるわけじゃないんだから。だけど僕が嬉しいと思うのはもともと肌も体も顔もすごく綺麗な人が、〝もう一つ上の美しさ〟を求めて来院するケース。その場合はこちらも努力すればそれだけのことはあるし、事実、本当に〝きれい〟になるんだ。これはやりがいがありますね。

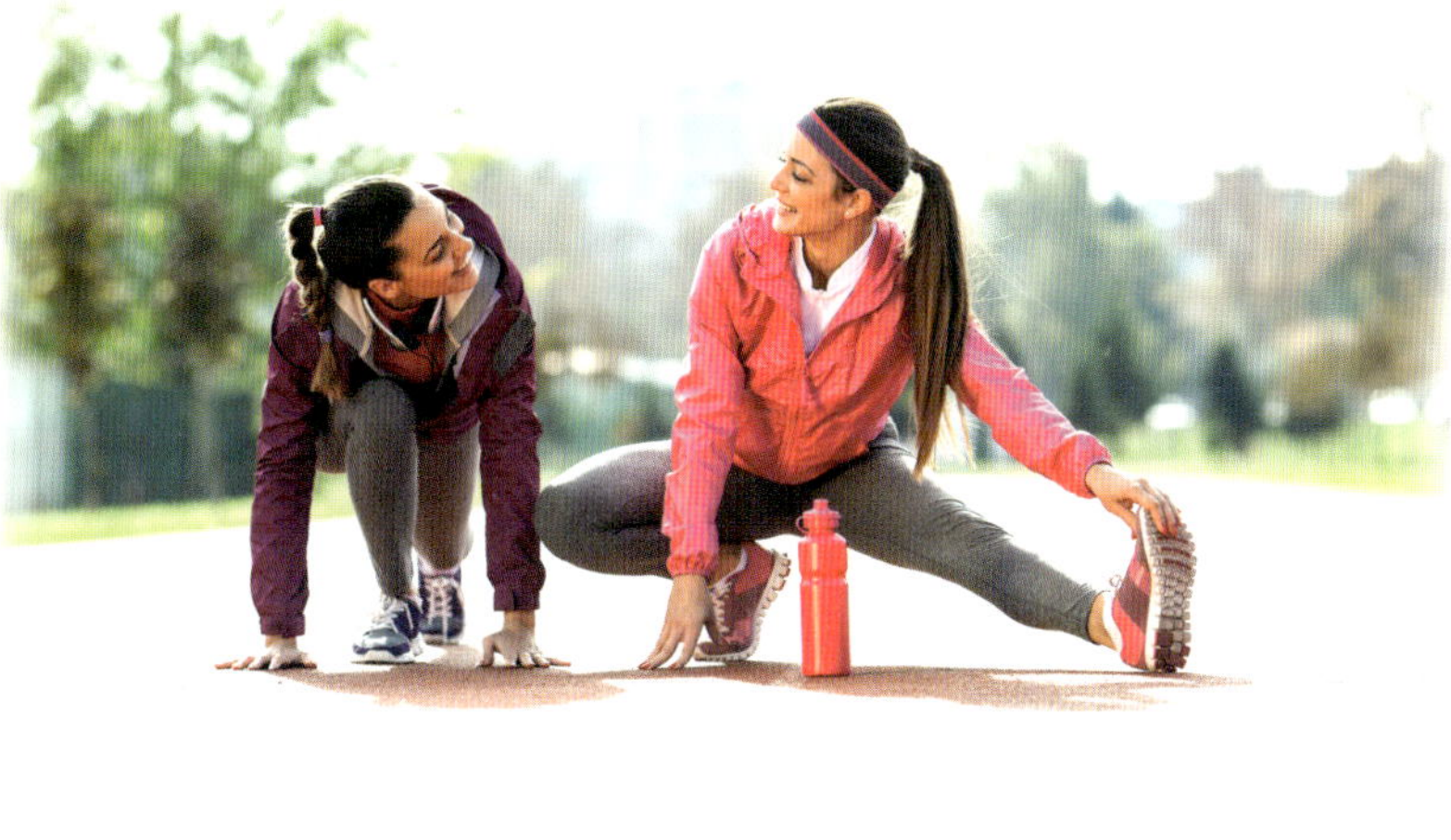

〝タフ〟でなければ美を追い続けられない

――美容外科の治療で、〈患部を〝刺激〟し、〝ケガ〟させた部分を再生メカニズムにより自然治癒させる〉という流れの中で、修復された美が人工的なものではなく、新しく生まれ変わった自分自身の再生であることがわかりました。

そうですね。美容外科というと、よく知らない人はすぐに人工的な造花みたいなものを想像しちゃうんだよね、赤毛の新劇役者の〝とってつけたような鼻〟とか連想してね。人造人間じゃないんだから。そりゃ、昔の技術ではそうした人工的な施術をして失敗している例というのもありましたけどね。女優さんを見るとわかりますね。名前は出さないけど大スターで高齢になってから崩れてきた人とか、歌手で若い頃の本人とは別人のように顔が変形してしまった人とかね。そうしたいろいろな先人の悩みや辛酸を経て、美容外科も修練を重ねて変身をとげてきたわけで。

僕の場合はとにかく強引なことや無茶なこと、人工的なことは嫌いなので、〈全体の調和とか自然な感じ〉をつねに大事にしています。自然治癒能力で回復させると言う方法を使って、治ったところも自然そのものだから、再生された自然は以前にも増してより強いものとしてよみがえる。僕はそれを「新しい自分」と呼んでいます。

だから、美しさを求めることは、新しい自分らしさを求めることなんです。それは医者がやるんじゃなくて、医者はちょっときっかけをつくるだけで、患者さんがやる〝自己実現〟なんですよね。結局、美しさにこだわることは、自分らしさにこだわることだと僕は思っています。

「北川景子」のようになりたいと言っても、全然似ていない人が北川さんに近似することはできない。やはり自分の雰囲気のなかで最良のスタイルを追究していく。それは自分らしさを求めて、「新しい自分」と向き合い続ける〝試行錯誤〟の旅ということが言えるだろう。

――一言で言うと、美しさを求める人は自分らしさを求めて掘り下げろ、ということ、患者さん自身による自己実現が「久保式美容整形」のテーマですよね。

そうだね。〝ご主人様〟は患者さんで、僕なんか〝お手伝い〟だから（笑）こういう話はやっぱり具体例があったほうがいいな。そうじゃないとリクツっぽくなるよね。カンヌ国際映画祭グランプリ受賞作品で『美しき諍い女』（1991年／監督ジャック・リヴェット）という画家とモデルの映画があってね。主演はコケティッシュな顔立ちで人気のフランスの女優エマニエル・ベアール（注8）。これはモデルが画家の前でいろいろなポーズをとるんだけど、「何も考えずボーっとしてるんじゃないよ！」なんてボロクソ言われるんだ。で、カッとなったモデルは本気をさらけ出し全力で画家に立ち向かっていく。まあ、退屈と言えば退屈な“芸術作品”なんだけど、画家がモデルに「自分以上の自分になってみろ！」と怒鳴り散らす場面で、美容外科医としての僕は突然感動した。そうか、〝他人の夢〟を追いかけたって仕方がないよな。〝自分以上の自分〟の夢を実現するってことが大事なんだよな。

(注8) エマニュエル・ベアール……　フランス／サントロペ出身の女優。1965年生まれ。ミュージシャンの父と、モデルの母の下に生まれる。15歳の時、語学留学のためにに渡っていたカナダでロバート・アルトマン監督に演技の道を奨められ、女優を目指す。82年の帰国後、演技学校に通い、86年「愛と宿命の泉　PART II／泉のマノン」でセザール助演女優賞。以後は演技派人気女優として活躍を続ける一方、舞台でも評価を得ている。また人権保護活動にも熱心で、デモに参加し逮捕された経験もある。

もう一つ気になったのは、ベアールの人気の秘訣であった〝ふっくら唇〟がデビュー4年後の27歳の時に整形したものだという事実。『ル・モンド』紙とのインタビューで、彼女の唇は整形によるもので、しかも〝失敗作〟だったと明かしている。その頃は唇の整形事例が一般化していなかったためか、さんざんな仕上がりで後悔したそうだ。世界的な人気女優が自分の整形の失敗を語ることはすごくめずらしいことだよ。さらに僕を驚かせたのが、

「意を決して美容整形に挑む女性たちのことを、絶対に否定しない」という発言。

「美醜は女性の性格にも微妙に反映されるものであり、美容整形によって満足感を手に入れた途端に明るくなった女性をしばしば見てきている」。

こんなふうに我が身のこととして美容整形を評価し、正直にかつ正統的に擁護した女優はいないんじゃないかな。

ベアールは別のところで「でも今は注射をちょこっとするだ

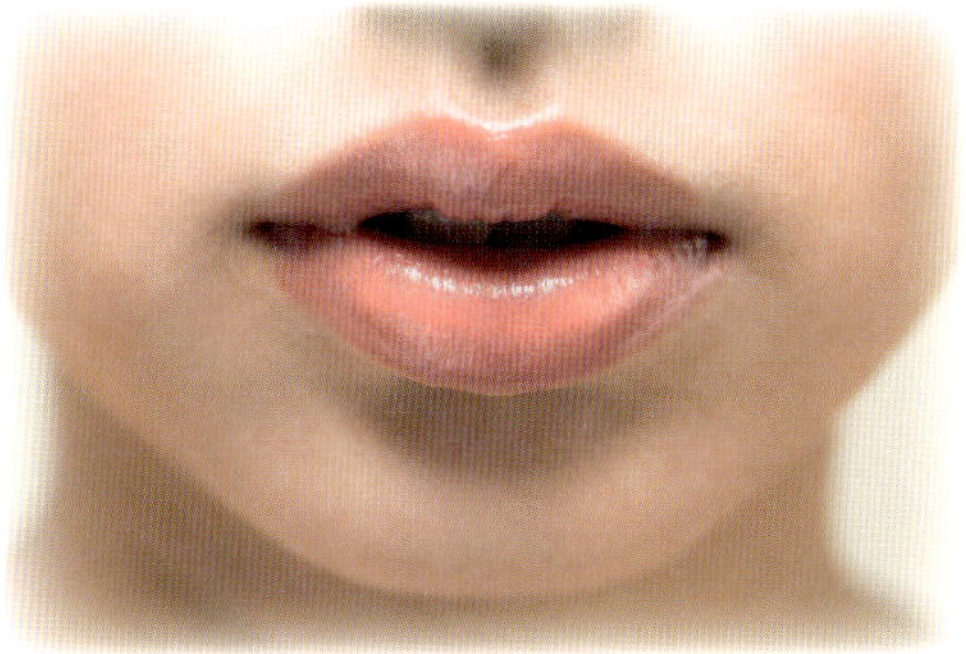

けで唇がふっくらする、そんな時代でしょう？　参っちゃうわよね。二度と顔をいじらないと決めた私は、この先どう老いと闘って行こうかしら」とも語っている。

すごい発言ですよね、整形に失敗した女優が「この先どう老いと闘おうか」なんて告白しちゃうんだから。しっかりしているし、〝タフ〟だなあ。

２０１７年現在、整形の失敗の影は口元に増しつつあるけれど、この人が女性たちの先頭に立って自分と戦い続ける美への探索は終わらないと思う。

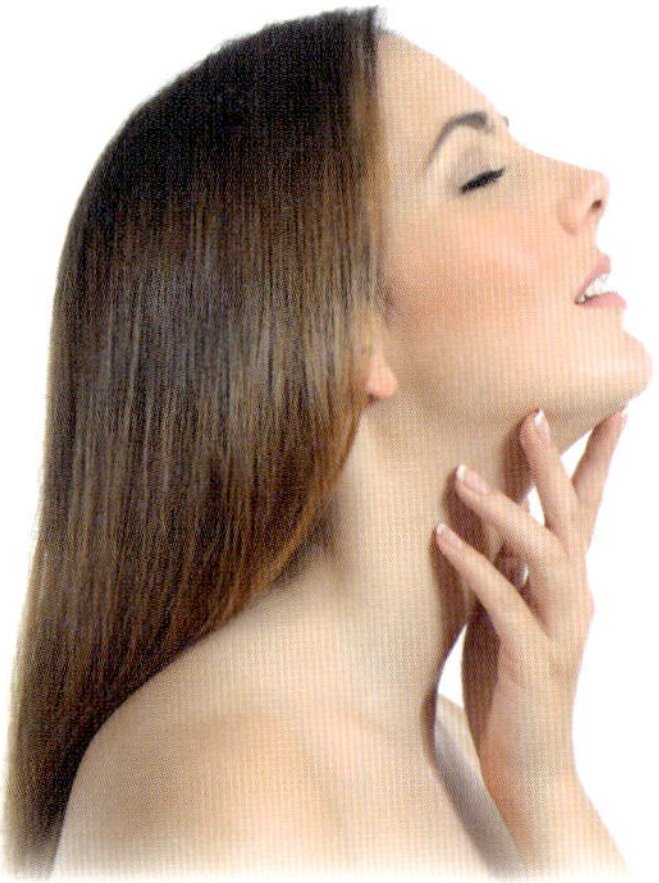

第2章

“美しさ”と“可愛らしさ”をめぐって

●女性たちの美しさはいつ・どこからやってくるか？

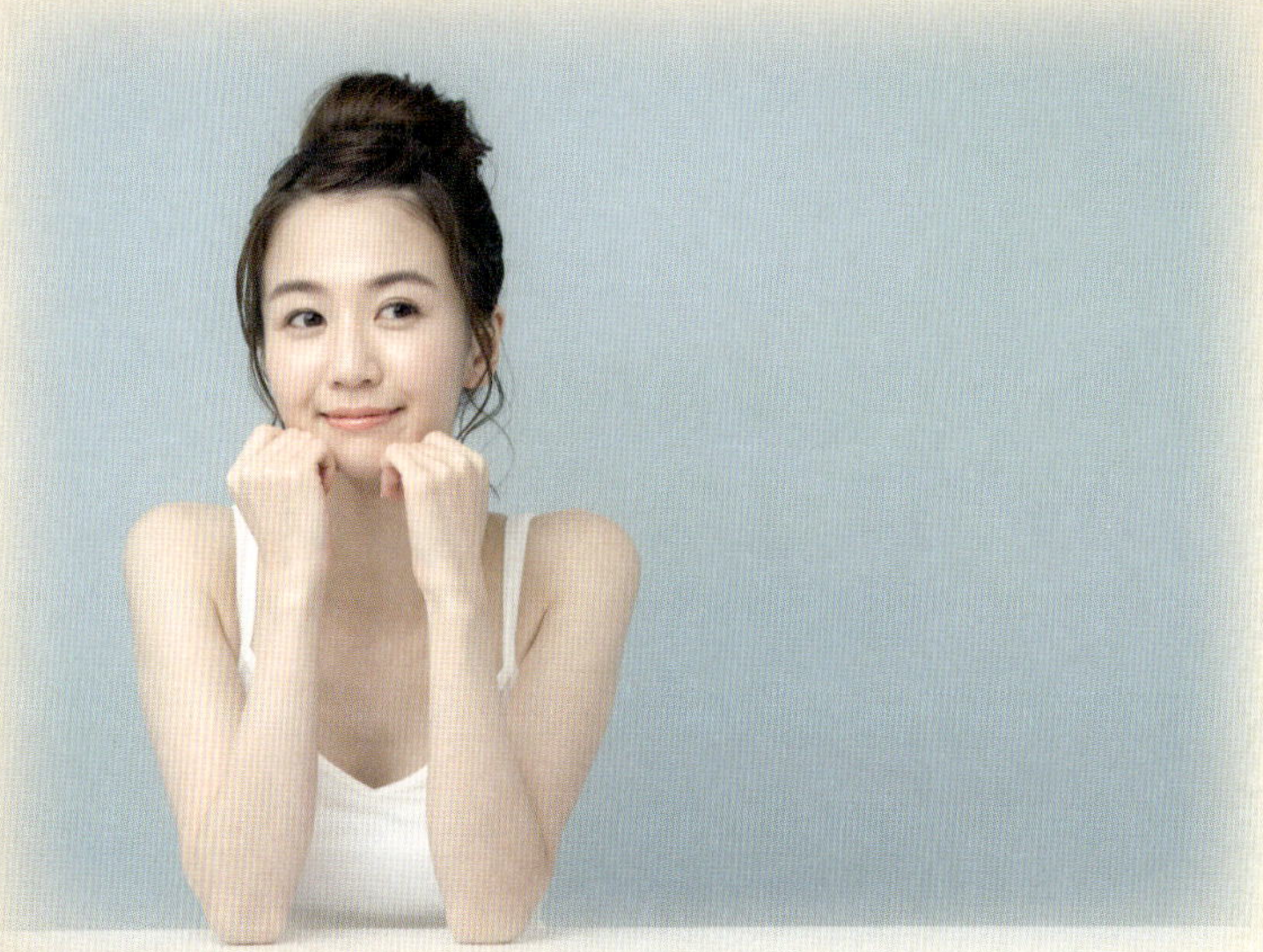

〝予告編〟のような人

〝昔話〟になるが、1998年の春、アメリカ外科修行から帰った僕は、北海道大学で整形外科の研修を経て、2001年の初夏に美容整形医学のパイオニアとして名高い「東京新橋十仁病院」の門をたたいた。

院長室に梅澤文彦先生を訪ねると、

「やあ、どうもどうも。君が久保君？　北海道大学ね、いいね、北海道。東京もいいけど、近ごろは暑すぎてね…」と言ったあと、先生の札幌の思い出話が続き、僕がやってきた美容外科研修などにはふれず、「悪いけど、これからすぐ出かけるところなんだ」と言われた。ものの数分のことで、やや唖然としていると、

「仕事のことは追々ね。北大のことはわかっている。君のことも、見ればわかる。ま、いっしょにやりましょう。必要なことは事務長にいろいろ聞いてくだ

さい……歓迎会は来週ね」

先生は昔の東映チャンバラ映画の〝大御所俳優〟のように目をむいて破顔大笑された。せっかちすぎるけど、〝エラソー〟なところはなく、温かい感じがした。

あとでわかったが、先生は誰彼に「ヨッ」とか「おう」とか声をかけ、返事を待つ気もなく通り過ぎて行く。瞬間のような会話ばかりで、映画の〝予告編〟のような人なのだ。「菊花賞どうだ」とか「彼氏、元気？」といった調子で、ひとの気をそらすことはなく、スタッフや患者さんからのウケもよかった。

良家の子弟特有の真面目さが先生

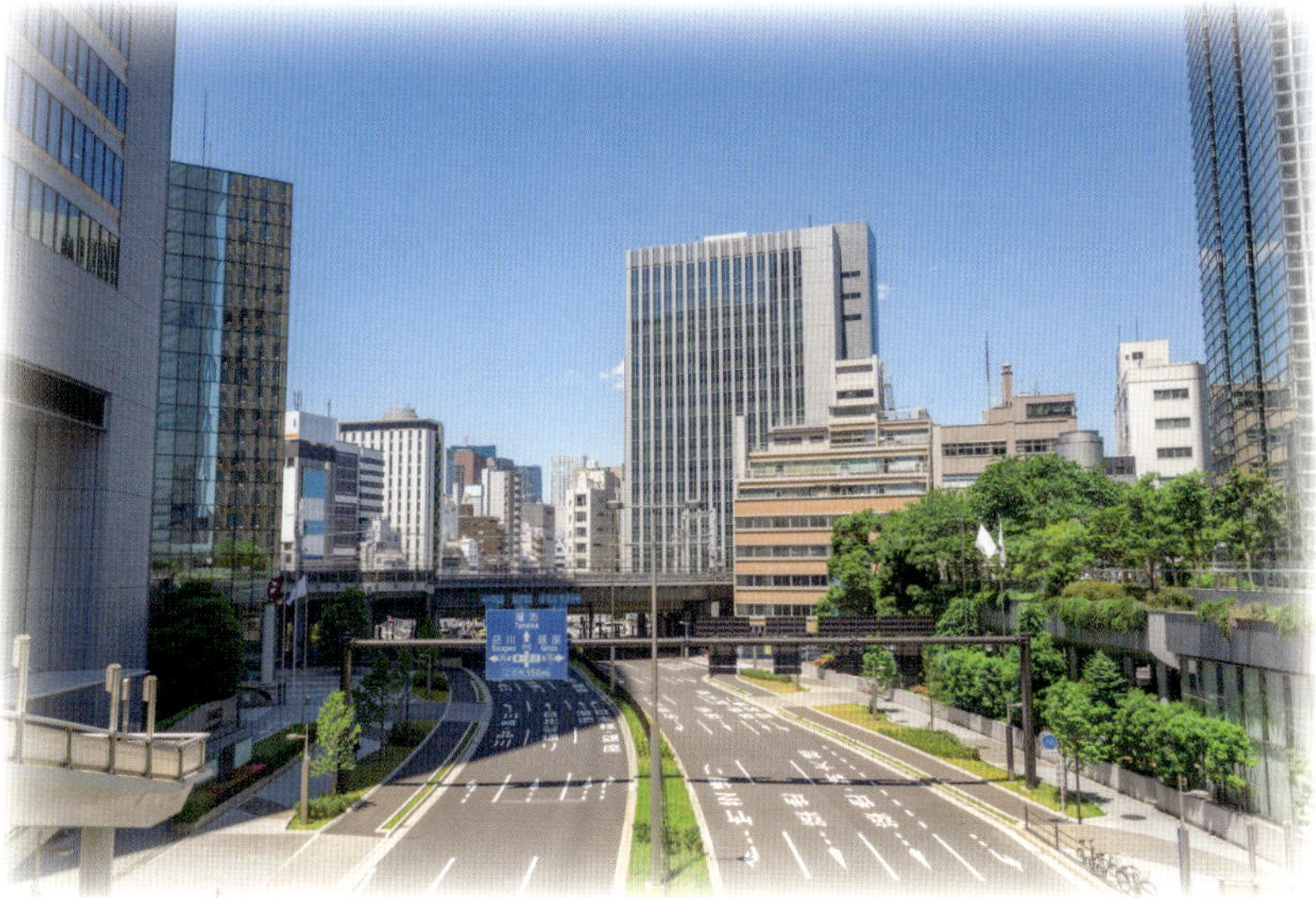

の態度にはあらわれていたが、その一方で、湘南海岸をヨットとナンパで荒らした太陽族の〝不良の痕跡〟が著しい。「〇〇君」なんて呼ぶのは最初だけで、翌週には「おい、久保よ」とガラの悪いダミ声に一変した。サングラスをかけないのが〝不思議〟というか、〝残念〟なほどである。

――ああ、ここなら、おれもやれるかもしれない……

東京に来たばかりで心細かった僕は、〝明日は明日の風が吹く〟といった院長の方から吹いてくるドライな海の風にフワッと乗れそうな予感がした。

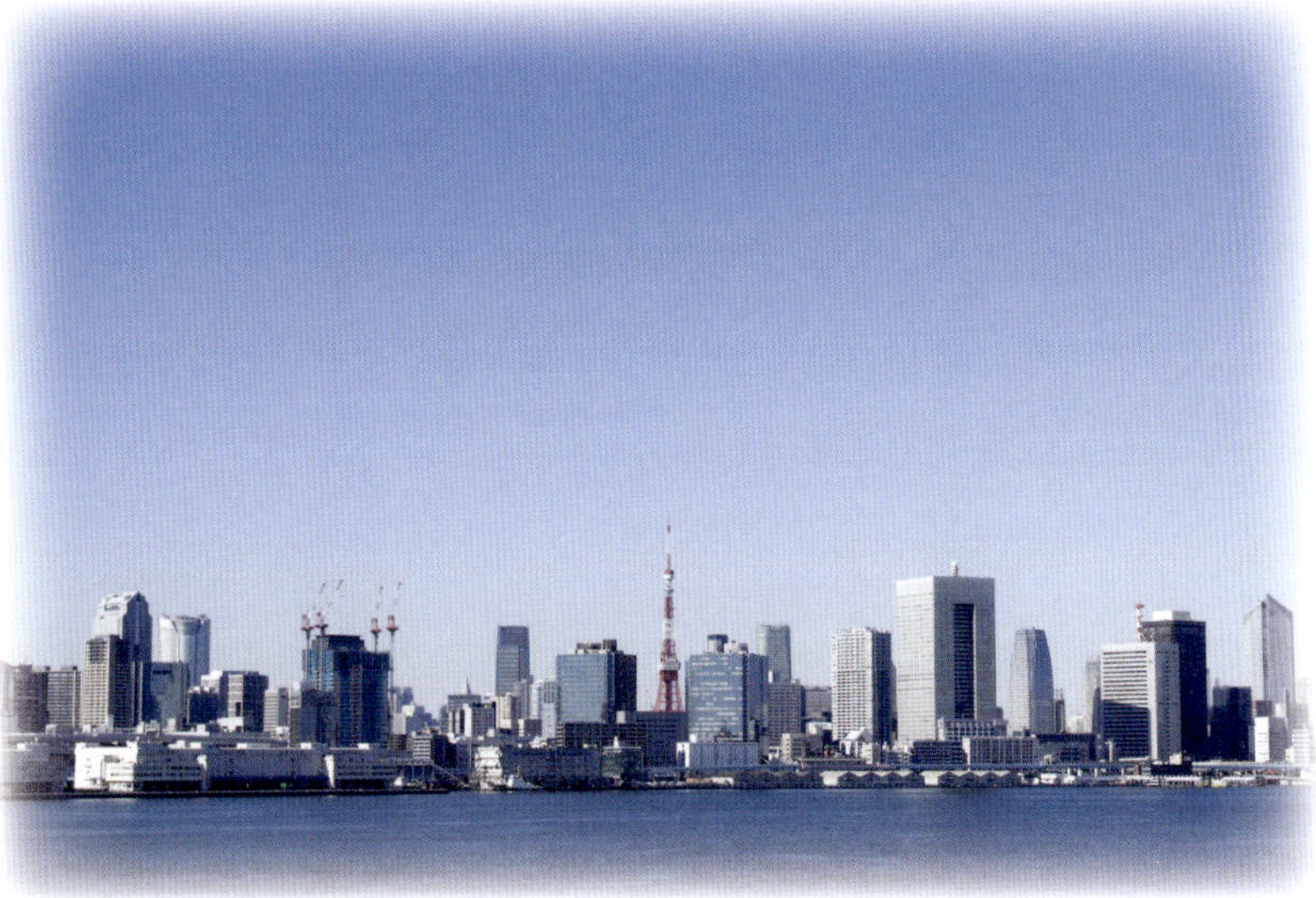

十仁病院梅澤版〝現代美容外科小史〟

僕の腹の底のどこかには〈癇癪玉《かんしゃくだま》〉が棲《す》んでいるらしい。ある年の冬、北海道の実家に帰って数年ぶりに兄貴と出くわすと、

「おまえは悩みがないのか？　よくそれでやっているな」

と言われて、それだけでカチンときてしまった。

「ハァ？　悩みってなんだよ！　そんなもの、あるわけねーだろ」

学究肌で読書好きの内科医の兄は、人生は疑問や悩みを抱え困難を乗り越えることで進路が開けると〝思い過ごし〟ている。帰省するやいなや、ニセコにスキーを担いでほいほい出かけて行く僕がバカに見えて仕方ないのだろう。

ところが梅澤院長と飲んでいるときも同じようなことがあった。もっとも、学究肌とは到底おもえない院長とは、真逆の展開になったけど……。

「おまえは真面目だし、それで読書家だしな……」

入局して二年余りが過ぎていたが、〝読書家〟なんて言われたことはない。兄とは逆の意味で「ハァ？」だ。たぶん、休憩時間に何か娯楽読み物を開いていたか、外科の資料をちらちら見返していたことがあったのだろう。

「でも、おまえの一番いいのは喜怒哀楽で反応するところだ。わかりきった言い草なんて、おもしろくもなんともない。生身の体で生きているんだから、春夏秋冬、ホンネで勝負さ」

銀座、赤坂、六本木、麻布辺りが「酩酊周遊圏」で、よく連れて行ってもらった。どこへ顔を出しても〝予告編男〟は変わりなく、アタマとシッポのない話が多く、忙しいのかヒマだからか、「女性にはなぜかよくモテテオル」とは本人の弁。ときには場を変え、縄のれんを潜り、熱の入った十仁病院の昔話をしてくれた。院長には日本の美容整形の創始者の〈嫡子〉としての自負があったのである。

「テキストには美容外科の歴史は古代インドの〝造鼻術〟に始まるなんてあるけど、本当のところどうだったか、古代インドの詳しい資料なんて大したものはないからな。まあ、世界的には第一次大戦後の負傷者の治療に整形外科治療が行われたという辺り、日本では戦前におやじが開設した「回春堂医院」の取り組みが美容医療の実質的なスタートと言ってよいと思うよ。その病院が新橋に移っていまの十仁病院になるんだよ。戦後、おやじたちはすぐに「日本美容医学研究所」を立ち上げて本格的に美容外科の仕事に邁進するんだけど、それが1966年に設立した「日本美容整形外科学会」の前身だね。

その後も苦労して啓蒙活動を展開して1978年にようやく厚生省から美容外科が標榜科として認められる。

ここで患者さんとの距離が一気に縮まって、患者数も広がっていく。それまでは行きたくても不安だから来られ

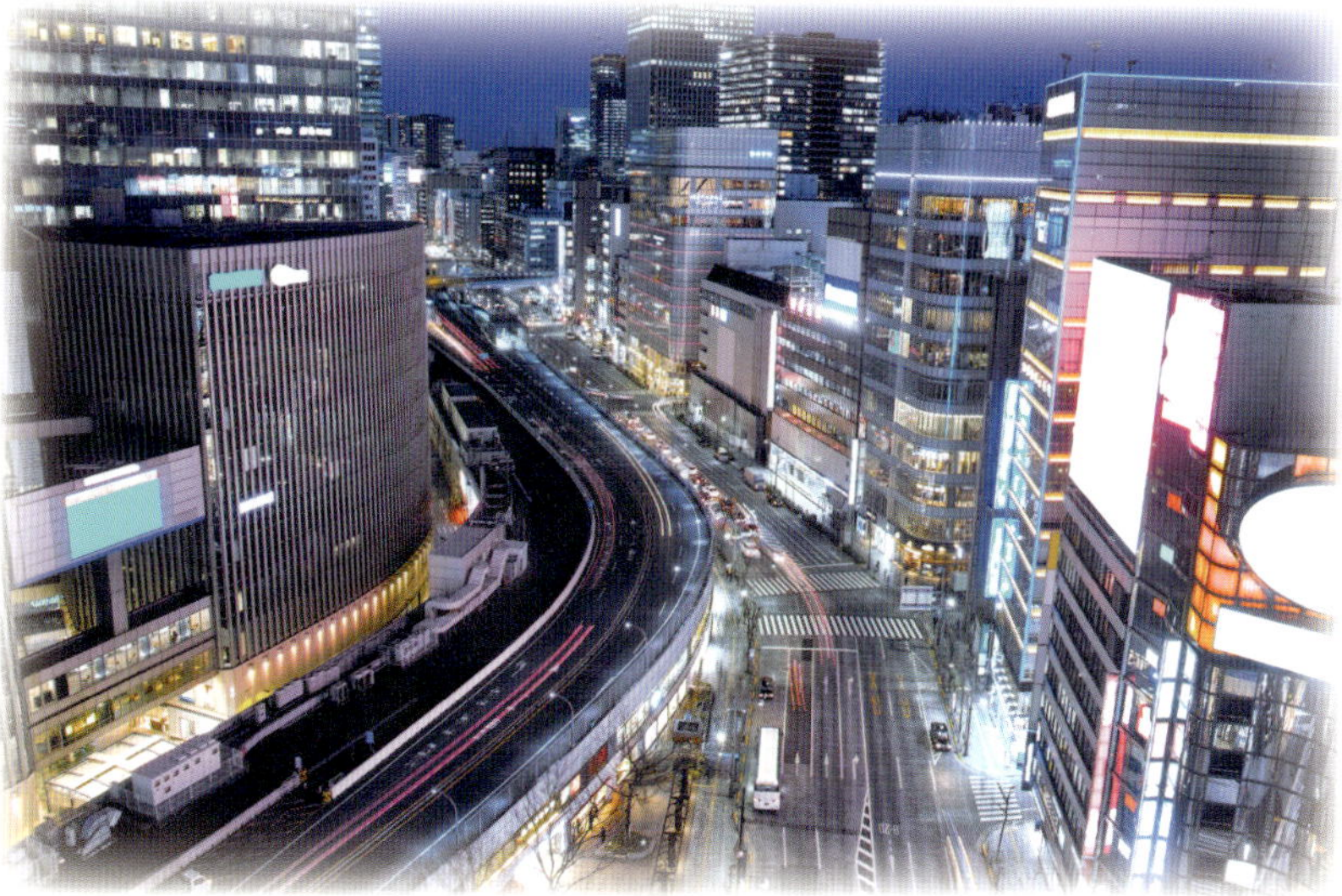

ない、という患者さんが多かった。顔にメスが入るなんて怖いから、標榜科になって安心して行けるという認識が広まった。だから日本の戦後の復興の歴史と美容外科の実際の歩みが重なるんだよ。日本経済が繁栄した結果、国民全般の消費生活も豊かになって、健康志向ブームとともに女性の美容医療ブームも広がってきた。」

梅澤文彦先生は1960年に慶応義塾大学医学部卒業後、同大整形外科、静岡日赤病院を経て1971年に医学博士、以後は十仁病院で副院長としてご尊父の梅澤文雄院長の補佐役を務め、1980年「国際美容外科学会」を設立後、1984年財団法人日本美容医学研究会理事長就任、1987年に十仁病院(東京・新橋本院)院長に就任している。いわば日本の美容整形の歴史を担った中心人物の一人なのだ。

スタッフと〝美人談義〟で盛り上がっていたあるとき、「日本的な美人の代表ってだれだろうか?」という話になって先生が口を開いた。

「竹久夢二って聞いたことあるか。戦前を代表する大正ロマンの美人画家でね、青白い女が猫なんか抱いてたり、失恋して遠くの方をぼんやり見ていたり。少女趣味の見本みたいな抒情画だな。みんな伏し目がちで、悲しそうで、それが長い間、近代の日本人があこがれた美人」

と言うと、その場にいた男女全員がその画家の絵は見て知っていた。

「戦後も昭和30年代後半まで人気があったけど、なぜこんな〝美人薄命〟に多くの日本人の共感が集まったかってことさ。おれはピチピチギャルのほうがすきだけどね。こんな八方ふさがりみたいな女はいやだよ。だけど、日本の社会が貧しくて、社会全体が八方ふさがりだったんだ。自由恋愛とか離婚とか、まして や不倫なんて大問題で、死に至る飢餓だ（笑）。産業社会が未発達だから、職業職種がない。女性の自立の道なんて閉ざされているから。林芙美子の『放浪記』は、あれは〝職探し放浪記〟であって、庶民の女の仕事って仲居か女給か、食堂のおばさんか、ＯＬなんてまだないし。女給と言うのはいまのホステスだよね。戦前戦後の日本映画で旦那が怠け者でしょうがないヤツでも、離婚もできずに途方にくれている、なんの打開策もない、でも元気を出そう、そのうちいいこともあるさってのが多くてね、イヤになっちゃうけど。何が言いたいかっていうと、美人もまた〝時代の子〟だと言うことさ。時代、時代によって変わっていく。われわれのクリニックを訪ねてくる患者さんは、歴史的には発達成熟した先進資本主義国の庶民ということだよね。患者さんは富裕層ばかりじゃないだろ。ごくふつうの暮らしを営んでいる庶民階級の奥さんだって、娘さんだって、みんなきれいになりたい、美人になりたいって来るけど、だから、その人たちは戦前戦後の経済成長以前の日本人とは中身が違う、意識も感情も知性も。自立した女性たちが美の青い鳥を追いかけて訪ねて来るのさ」

またあるときは、ビヤホールでやきとりをつまみながら、先生の口からビールの泡が飛んで、食糧と栄養と医療と美人という話題になった。

「これからの日本の社会は下降線をたどっていくばかりだから大変さ。だけど、困難と言ったって、戦後のわれわれのような窮乏はないからね。あのころは食い物がないんだから。ビールなんて贅沢この上なしだ。戦後の10年間は食糧不足、低栄養の時代で、昭和30年代半ば頃からは高度成長期に入って食糧も栄養も十分に充たされてくる。学校給食が盛んになってパン食に馴れて欧米化した国民生活が始まる。みんなよく日本食が一番健康的なんて言うが、宮澤賢治を読んでごらん。〝1日に玄米4合と味噌と少しの野菜を食べ〟だよ。これじゃ、タンパク質が足りないよ。だから戦後の栄養政策では伝統的な和食じゃなくて「和洋折衷の日本型食事」というのが推進されたんだよ。これは欧米流に肉も食べようというわけだ。昭和30年頃の日本では、毎日肉を食べ続ける庶民生活はまだ遠い先の話でね。カレーライスを食べながら肉を見つけて「おッ!」と叫ぶ。ちゃんと、東海林さだおのマンガにかいてあるよ。それが昭和40年半ばに入ると、飽食の時代が始まり、今度は栄養過剰による生活習慣病が流行り出す。歌は世につれ世につれじゃないけど、こんな移り変わりの中で、医療も変わり、われわれ美容外科も変わり、女性の生き方や美意識だってどんどん変わっていく。

飽食の時代はすなわちダイエットの始まりだからね。〝やせていれば美しい〟という意識になっちゃった。何もかも過剰に行きついたから今度は削減しようって。その一方で、ビタミン剤

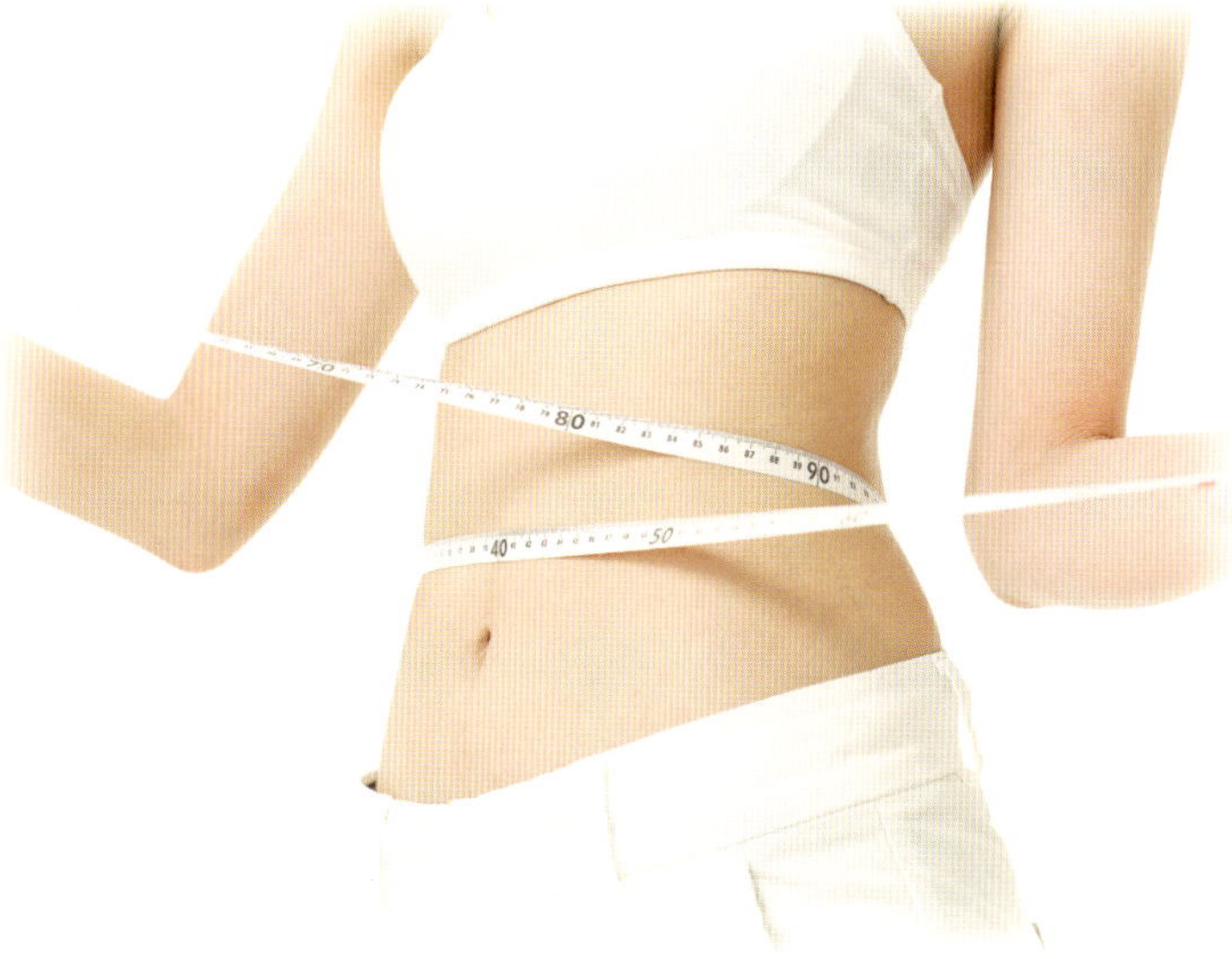

だ、サプリメントだ、漢方薬だって騒いでるけど、そんな必要ってあるかね。

現代日本の食生活事情って、コンビニの食品だけでもバランス良く食べてりゃ、何一つ問題ないよ、栄養的にも十分なんだ。コンビニで食えってんじゃなくて、そんなに気にするなってこと。だいたいビタミンは十分足りているし、サプリメントなんてマウスにばかり効いて人間に効くっていうエビデンスがないんだから。

好きなように暮らして、ストレスがないようにコントロールしていれば、それだけで美人になるって話だヨ(笑)」

先生から「俺の話は肯定否定は君た

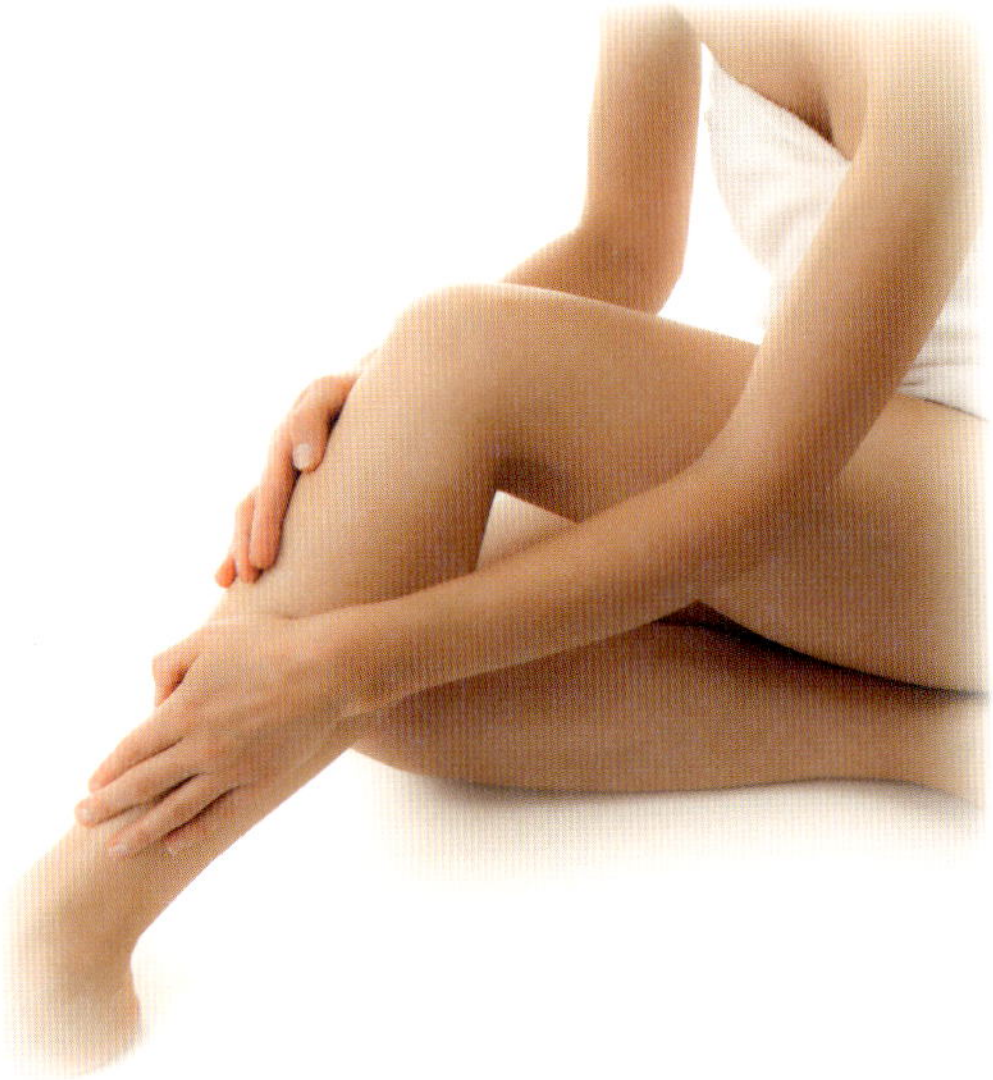

ちの自由だけど、〝現場の実感〟というバトンは渡しておきたいんだよ」と言われたとき、先生の数々の漫談・世間話の山は、もしかしたら〈十仁病院梅澤版現代美容外科小史〉という貴重なものなんじゃないかと気づき始めた。そのころから僕は頂いたテキストや資料を時おり開く機会が増えていった。

２００５年の春、僕が十仁病院を辞して銀座に開業したいと申し出たとき、先生はいつもどおりの温顔で言ってくれた。

「君の場合は独立したほうが合っているな。手術は器用だけど、人間はぶきっちょだから、そのバランスがよい。おれたちの仕事は、目と手だ。時計屋やもち菓子屋みたいに古典的な職人仕事だけど、だからこそ、「美とは何か？」という問いかけを首にぶら下げておく必要がある。〝技術バカ〟にはなるな。応援するよ」

「女性美」は〝快〟〝不快〟の知覚を極めること

「女性美」の解説については、1985年に梅澤文彦先生がご尊父の梅澤文雄博士と共著で執筆された『幸せにする美容医学』(注9)(発行：財団法人日本美容医学研究会)がよく知られている。

30年前の出版で、やや古めかしい表現もあるので、一部現代版として僕なりに整理し直し、女性美の魅力についてご紹介しておきたい。

「女性の美しさ」と言われるものは、その時代時代の歴史・民族・生活習慣・環境等により、また個々人の趣味や価値観などによってもいろいろと変わってきている。

そのため、これらをむりやりに一つにまとめて定義づけることは不可能だから、見方を変えて、人がいま〈美を感じる、あるいは、感じない〉とき、それ

(注9) 女性美の研究書　十仁病院院長梅澤文雄博士と梅澤文彦博士の代表的な著作としては『あなたの美容医学』(梅澤文雄、昭和45年・文化出版局)『美しくする医学』(梅澤文雄・梅澤文彦共著、昭和53年・主婦と生活社)『幸せにする美容医学』(梅澤文雄・梅澤文彦共著、昭和60年・財団法人日本美容医学研究会)がある。

はいったいどのような条件・場面なのか、といったことにしぼっていろいろ比較検討していきたい。

たとえばいま、美しい女性像が、ここにあるものとしてみよう。ある人がその女性像に〝美〟を感ずるということは、「こういうタイプの人が美しいと思う」という自分のイメージや尺度があって、その女性から感じられる美的印象や豊かさがその人の五感を通して大脳に伝わるということである。その結果、大脳はそれを〝快〟として知覚し、その種類や大きさが(快感)をもたらすことで〝美〟として認識されるわけだ。

逆に、もし相手の姿や形が自分の好みや価値から遠いものであれば、〝不快〟とし

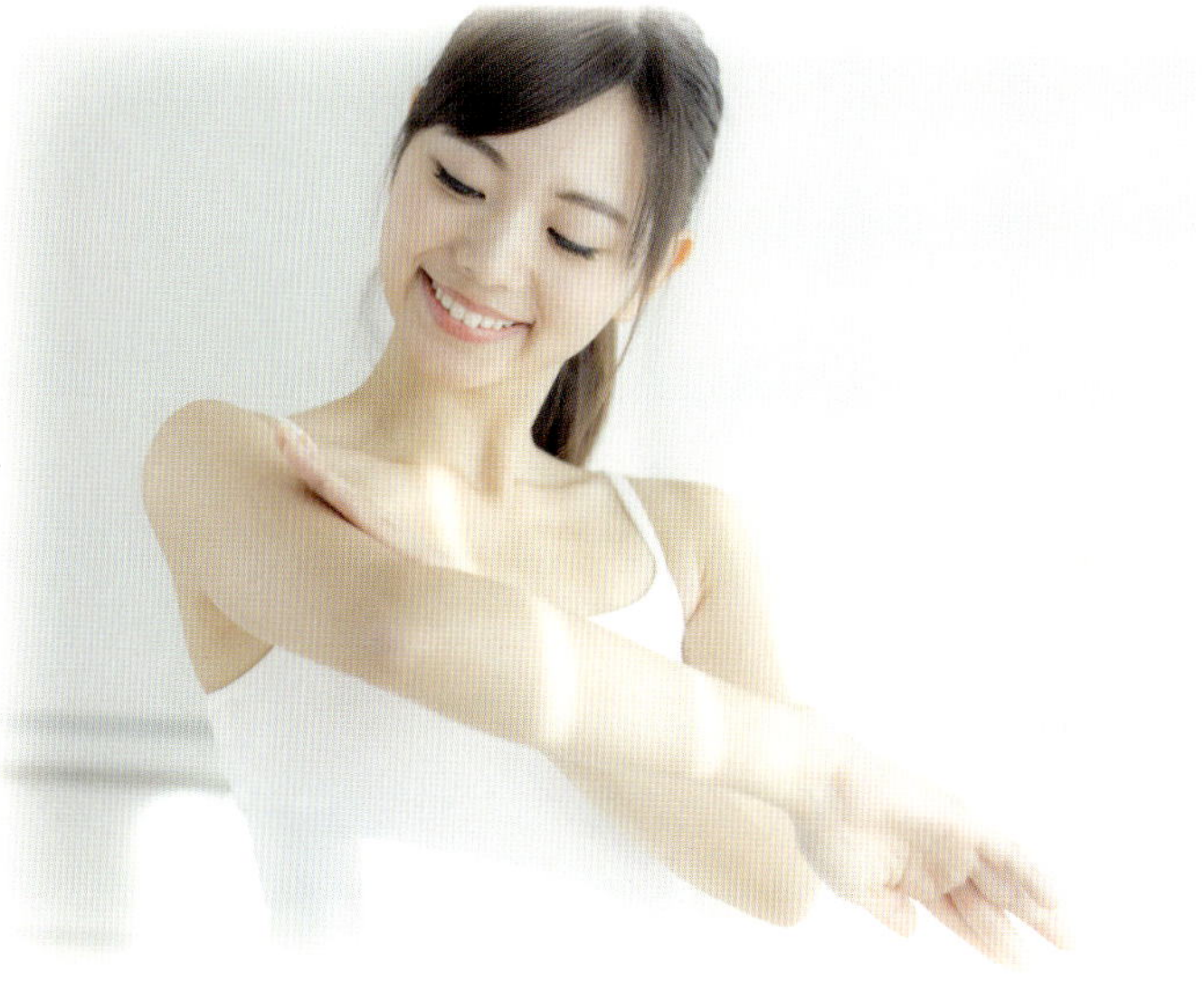

て知覚され、「好きになれない…」とか「美しいとは思わない…」さらには「みにくい…」というような否定的な判断がもたらされる。

この場合の〈快、不快〉を決めるものは、五感のなかでもことに相手を目で見て確かめる「視覚的要素」が最も大きいことは言うまでもないだろう。

たとえば対象となる人が、次のような条件を十分に充たしていれば、見る側の心に〝快〟の知覚が生じて、〝美人〟として共感されることになる。

▼顔の輪郭が美しく、目、鼻、口、耳などの部分が形よく調和がとれていること。
▼肌が色白で張りと弾力があり、しっとりとうるおっていること。
▼髪が丈夫でフサフサしており、色つやがよいこと。
▼全身が健康で躯幹《くかん》や四肢がのびのびと発達して、体の各部のバランスがとれていること。
▼自分が抱いている好ましさやあこがれなどが満たされている場合。

しかし、そうは言っても、「美人は容貌容姿が整っていればそれでいい」、というわけではない。見た目がどんなに美しい女性であっても、美貌を誇示されたり、周囲への配慮やマナーが欠如している場合は多くの人の共感を得られないことになるだろう。服装や化粧の趣味が悪かったり、美しさに見合うだけの知性や教養が乏しい場合は、それこそ〝艶消《つやけ》し〟というものであって、美しさのかがやきが大幅に減じられてしまうからだ。

その場合は、「女性美」とは、どんなときに一層輝きを放つものなのか、女性の魅力を引き立たせる条件・要素を満たしているのかどうか、改めて見直すことが必要だろう。

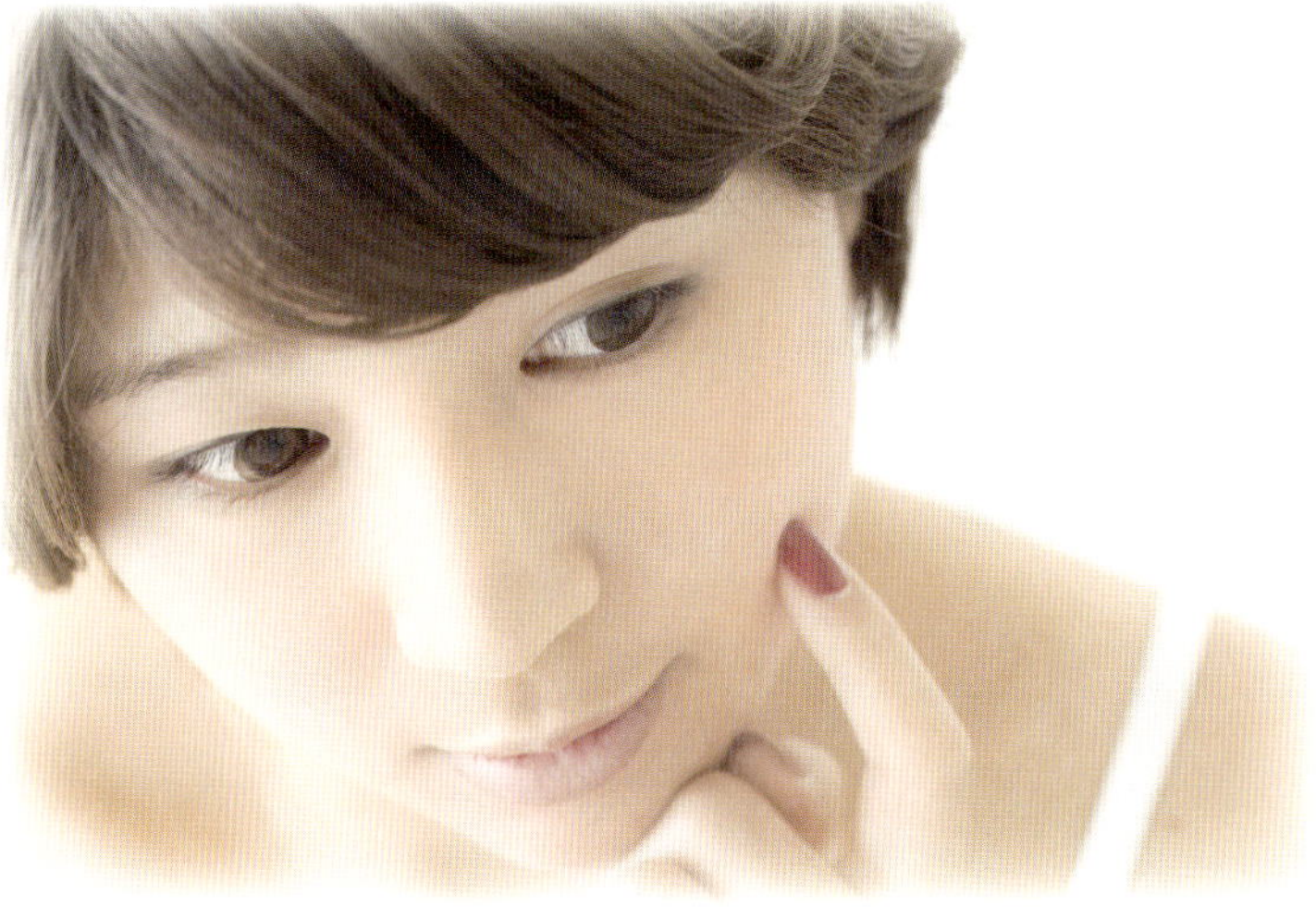

その場合の「〝美〟を点検する16のチェックポイント」として以下にまとめてみた。

これらの16項目のうちの〝快〟の要素は長所をさらに豊かなものとして、〝不快〟の要素は短所や欠点を見直し、カバーすることによって、その人の美しさがより確かなものになり、多くの人に見返され、認められて、一層ブラッシュアップされるのである。

——さて、あなたがいま、心の鏡と向き合ってみたとして、ここに当てはまることや、ふだんから特別に気にされていることがありますか？　できるだけ、わかりやすい形で女性美を形づくるポイントとアドバイスを次にまとめてみました。

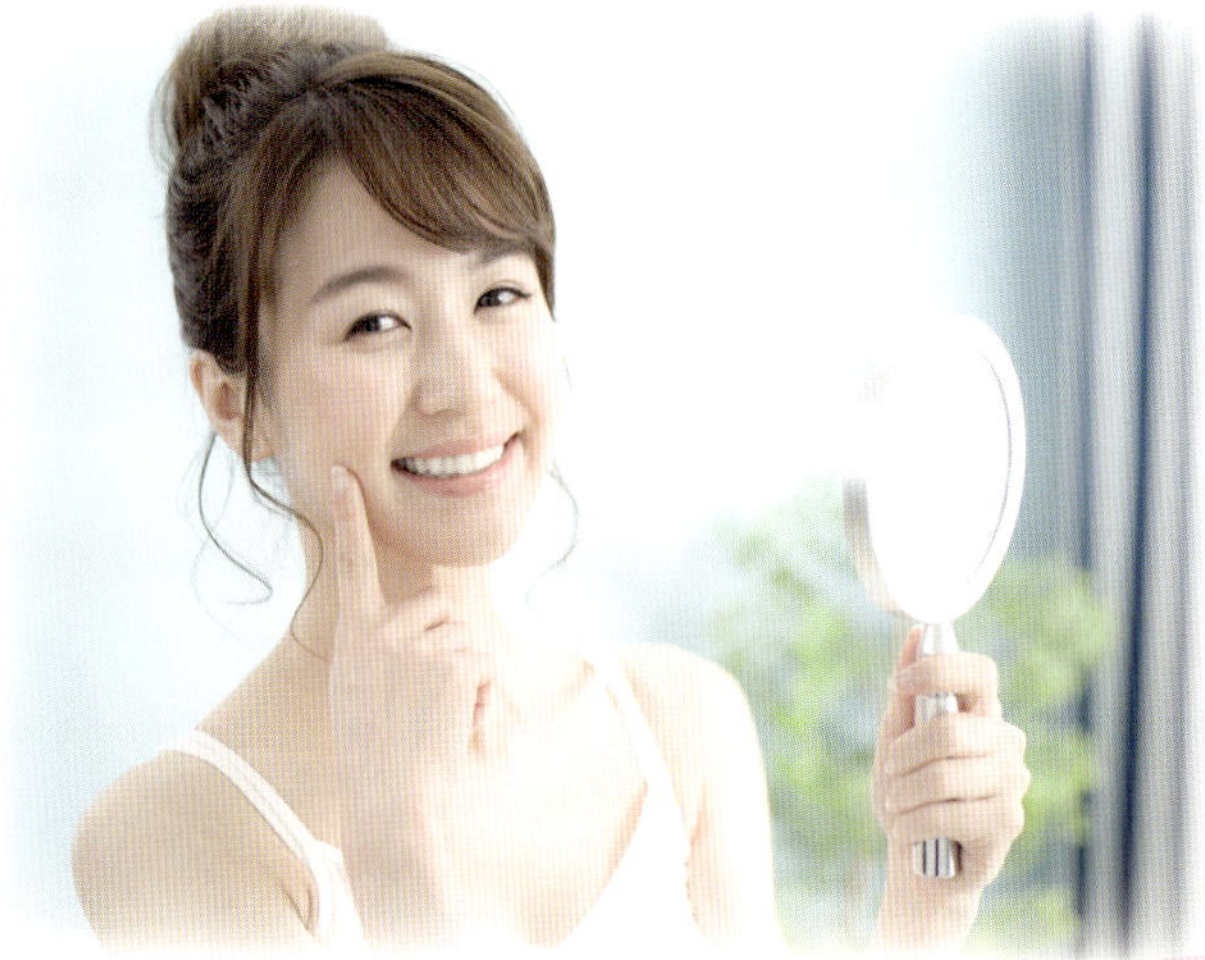

魅せる女性美のつくりかた　16のポイント&アドバイス

Point 1　健康美

女性が美しくなるために心がけたいことは、まず肉体と精神がそろって健康であることでしょう。口腔内の整備をつねに行って歯や内臓を丈夫にし、胃腸の働きをよくし、同時に卵巣の機能も活発にして女性ホルモンの分泌を盛んにすることです。そのためには、ストレスコントロールによって日常生活を健全に管理し、心をリラックスさせて、ふだんから明るくはつらつとして規則正しく過ごすことが最も大切です。

Point 2

容貌美

〝顔は人間の履歴書〟といわれるように、その人の個性をすべてを表しています。そのため、容貌の良し悪しを決める各部分の形の美しさと全体との関係はきわめて重要です。ひたいの比較的広い逆三角形の顔、二重まぶたの切れ長の目、立体感のある鼻、愛嬌のあるやさしいくちもと、形のそろった美しい歯並びなど、現代の女性の容貌は形の美しさや整合性のなかにも、個性と知性を感じさせることが好ましいでしょう。

たとえば全体のバランス上は口が大きい人であっても、外国の女優などによく見られるように、その人の個性によって弱点が独特の固有な美しさとしてかがやき始めるのです。

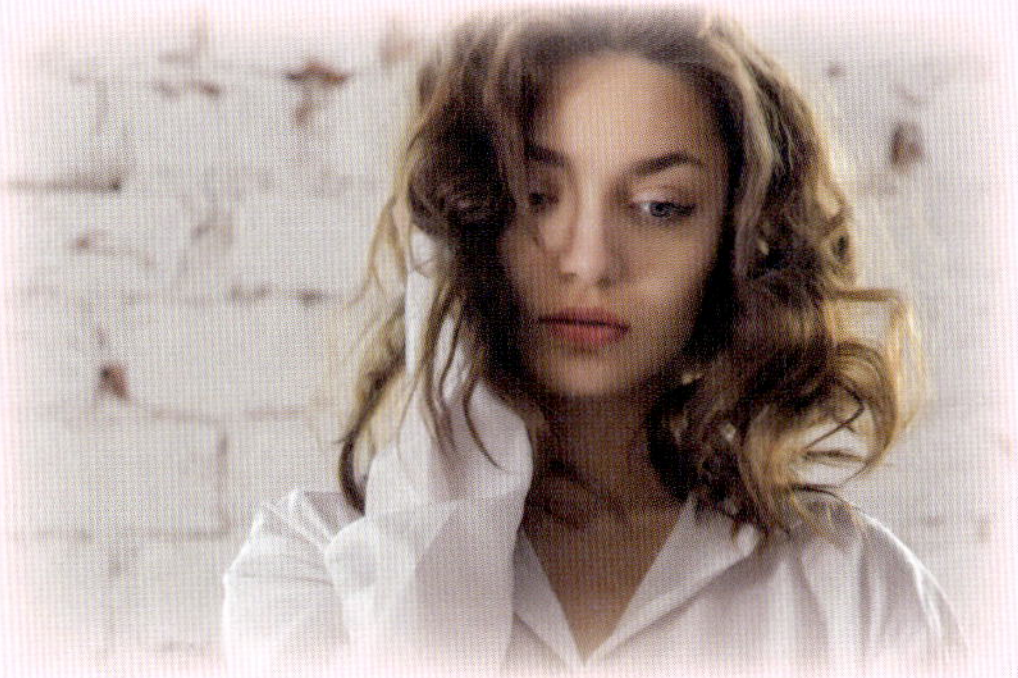

Point 3 姿勢美

　のびのびと形よく発達した体型、ことに背が高く脚もスラリとして全身には豊かな皮下脂肪がつき、美しい曲線美をあらわすことが魅力の条件になってきます。

　〝太り過ぎもやせ過ぎ〟も難あり、ということです。ダイエットし過ぎて、その人本来の美しさを損なってしまった「痛い例」は芸能人などの具体例を出さなくても山ほどあります。

　まず基準となるその人の美しさをどう生かすかがスタートなので、それを踏み外してのゴールはないでしょう。

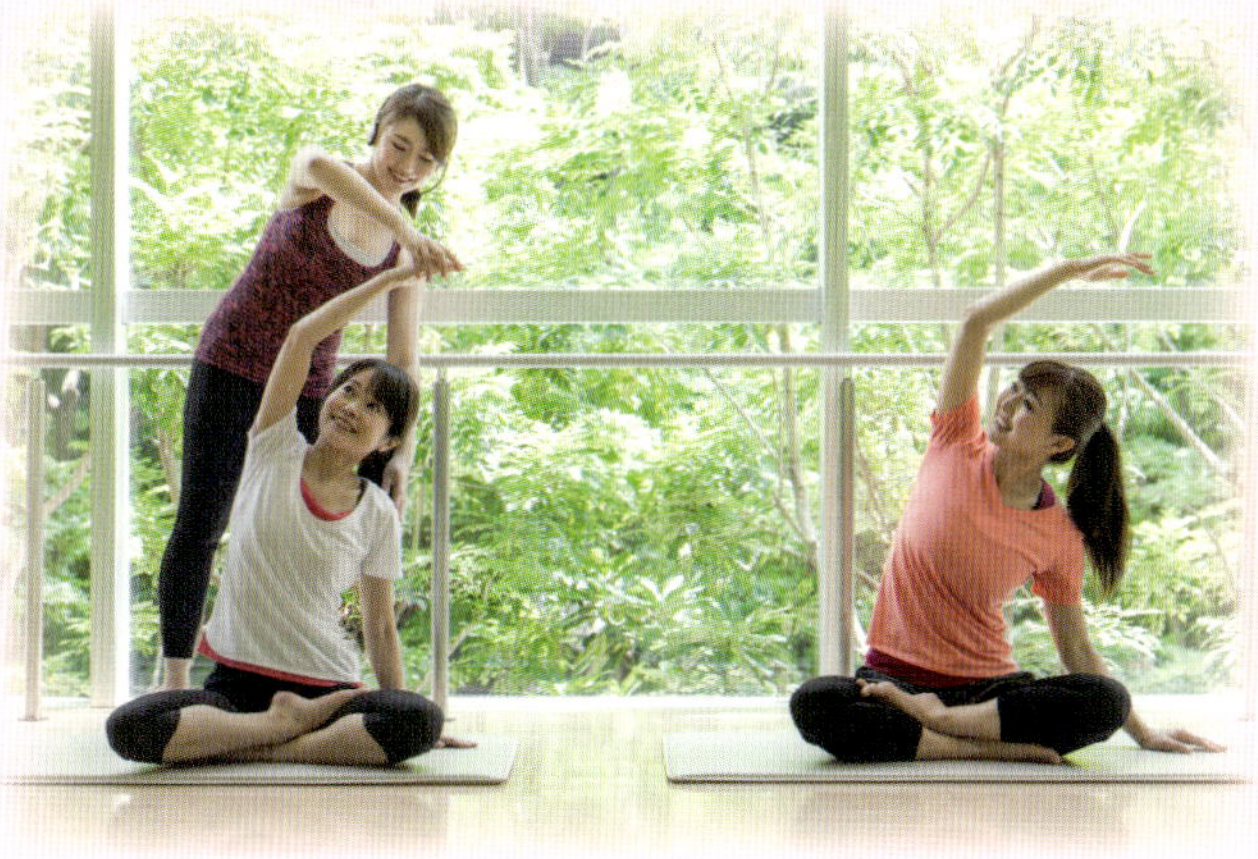

Point 4 素肌美と毛髪

肌は色白でつやがよく、張りと弾力に富んでいてしっとりとなめらかであるほど、より美的です。しかし、この場合も天性の色白ではない肌でも、その人の個性によって魅力を発揮する場合があることは断わるまでもありません。浅黒い人や小麦色の肌は人によってはそれが似合っている場合があります。毛髪の状態で美しさのイメージが変わってきます。まっすぐに伸びて色つやがよいこと、丈夫でフサフサしていることなど毛髪の管理が美しさを呼ぶ条件となるでしょう。

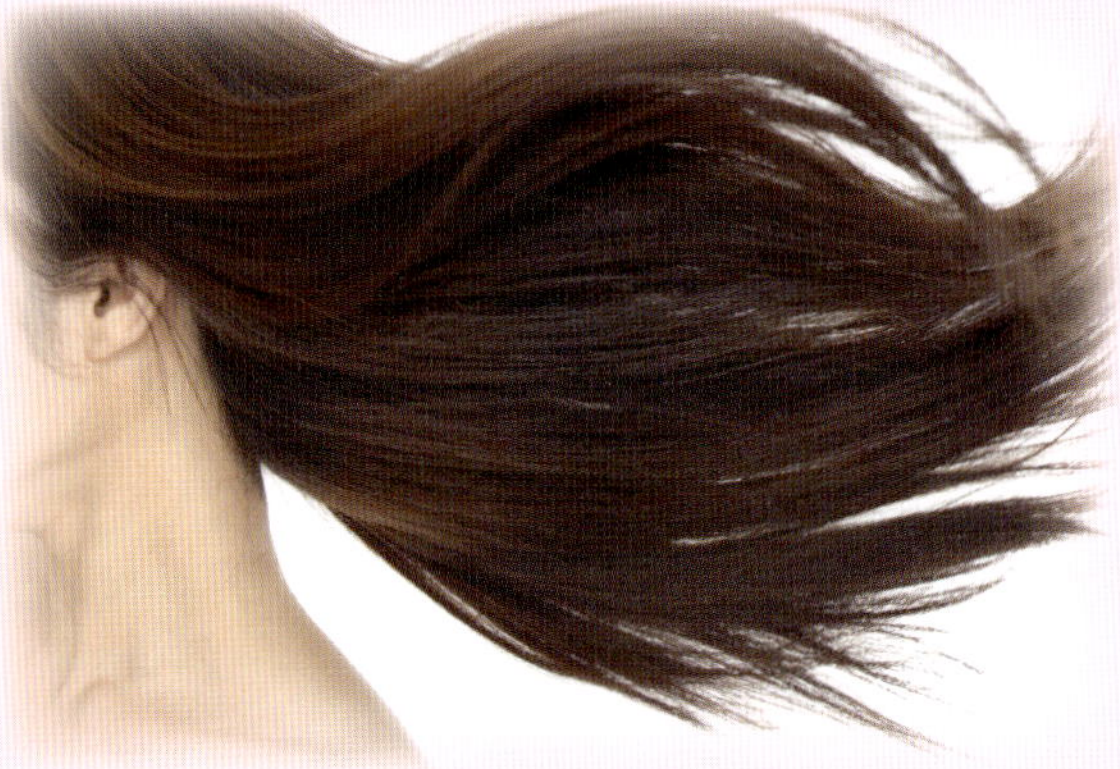

Point 5 調和美

「バストが豊かで、ウエストがひきしまり、ヒップが大きい」というのは、不変の定理のごとく言われてますが、必ずしも「真実ではありません」。形だけが女性の美しさではないからです。現実には大きすぎるバストを好まない男性もいますし、同様にして各部の形態の魅力もその人の固有の魅力として美しさを発揮するからです。

ただし、それらの前提事項として、特に身長と体重、身長と体の各部分との美しい調和が望まれること。また、足や腕など体の一部ばかり鍛えすぎたり、お腹が出てきたり、逆に頭ばかり使いすぎて肉体の各部が置き去りにされたりしないように、常にその人なりの肉体と精神の全体の調和をチェックし、見直していることが大切です。

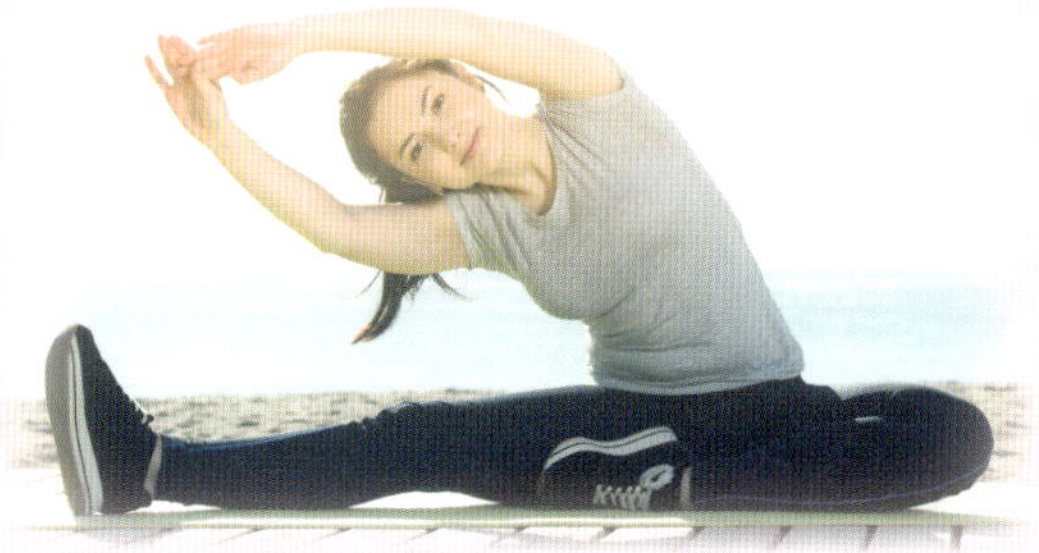

Point 6 動的美

「動的美」は、表情や動作、歩行、ポーズなどの総合された明るくキビキビとした美しさのこと。この点は現代の女性たちはきわめて意識的でしょう。ヨガやジム通い、ジョギング、ストレッチなどによって、その人に合った日常生活の管理が行きとどいています。男性に伍して社会的進出が著しい今日では、「スピーディーでムダのない機能的な動き」の美しさがはっきりと自覚され、求められているからでしょう。

Point 7 表情美

よくあるケースですが、目鼻立ちが整っている美人でも、能面のような冷たい無表情では周囲の人の心をとらえることはできません。女性の美しさの魅力の一つは、いきいきとした表情のかがやき、ふくよかな温かい躍動と訴求感からもたらされると言ってもよいでしょう。

顔の筋肉の一部は〝表情筋〟と言われるように、自分の意志で自由にコントロールでき、感情のおもむくままに喜怒哀楽をあらわすことができます。

つまり、「表情美」というのは心の豊かさがそのまま顔に投影されるだけではなく、意識的に訓練することによって自由に実現できるものなのです。端的に言えば「冷たく見える美人」も「心の温かい美人」に変身可能です。

人と話をするときは……、どこか冷たい感じ、暗い感じ、きつい感じを与えてはいないか、鏡と向かいあってチェックしてみましょう。過剰な表情や素振りは人に圧迫を感じさせるから、平明でさりげない表情をいつも保っているかどうか、つくりものめいた表情になっていないかが、女らしいやさしさや上品さを保ちつづけることに繋がっていくのです。

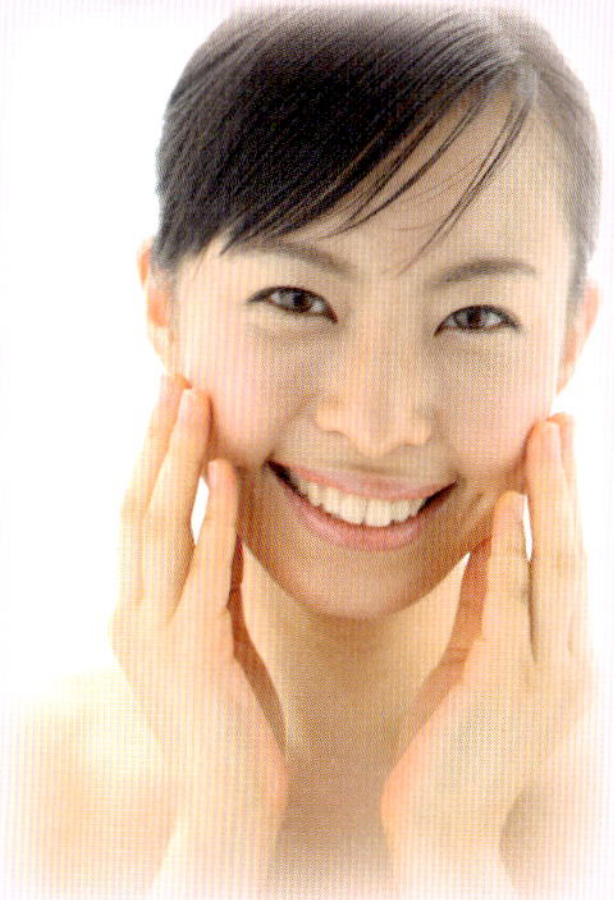

Point 8 知性美

……当然のことなので、ことさらに言うつもりはありませんが、〝女性美〟は〈内側・本質〉があって、〈外側・容貌〉が完成されます。内観・外観そのどちらが欠如しても、「途中段階」なのです。

どんなに容姿に優れていても、精神面がお粗末であっては、その人の魅力は見た目にも半減してしまうものです。

〝お説教〟じみてしまいますが、「品性を磨き、教養を高める」ことは内側から美の深さを照らし出す、女性美の必須条件といってよいでしょう。

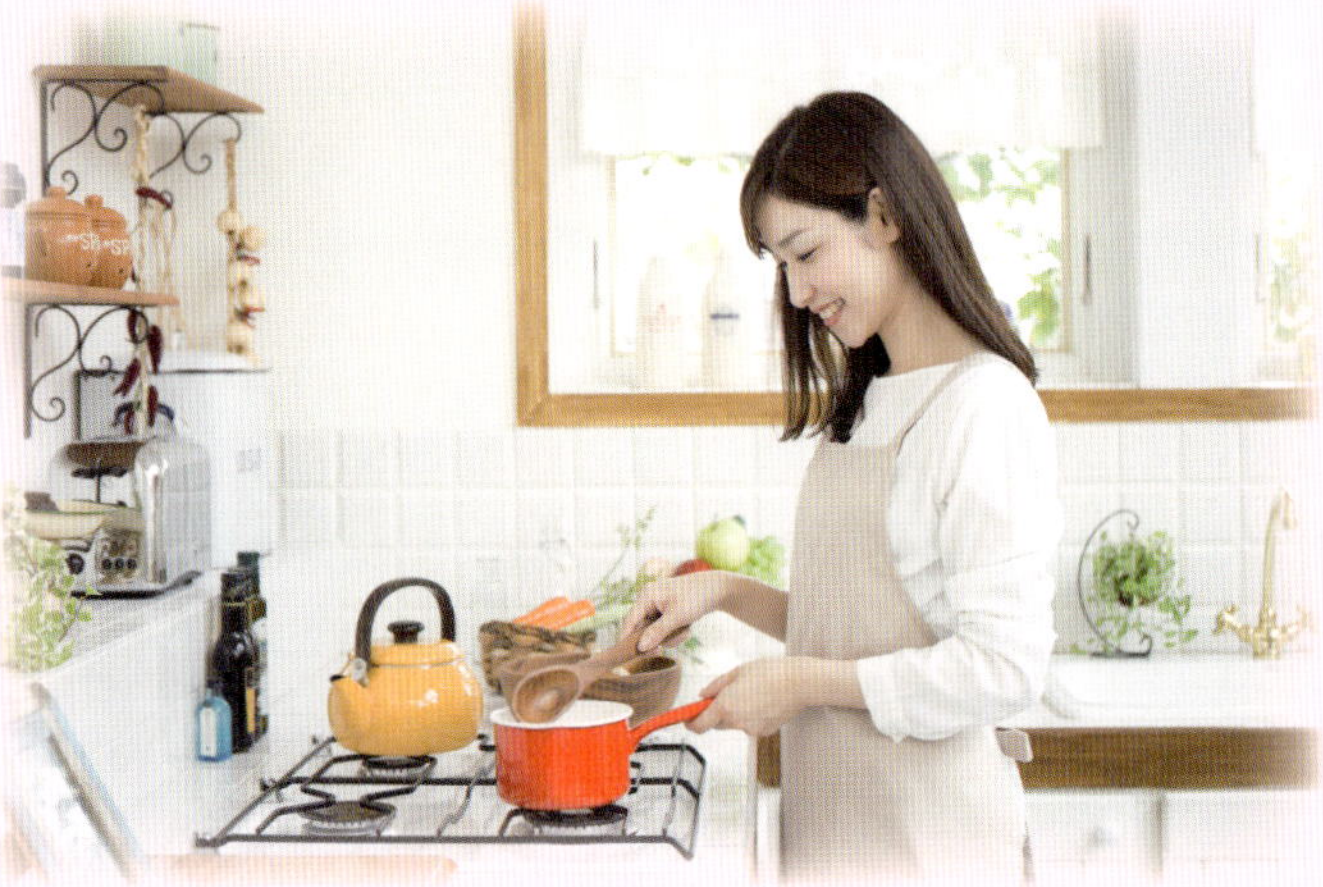

〝教養〟というと、うんざりした気分になってしまうかもしれないが、〝学校のお勉強〟のことではありません。料理、手芸、華道、音楽、ダンス、スポーツなど、その人の個性がみがかれて行く持続的活動の場のことです。そこでもたらされるさまざまな人間関係があなたの「女性美」を磨きあげてくれます。

それはもちろん学問、芸術であっても、お稽古《けいこ》ごとでも、取り組み方しだいでは仕事の場でも結構ですが、自分の美をつくり出す場と「ホームグランド」を持っている人が素晴らしい内観を築き得ています。

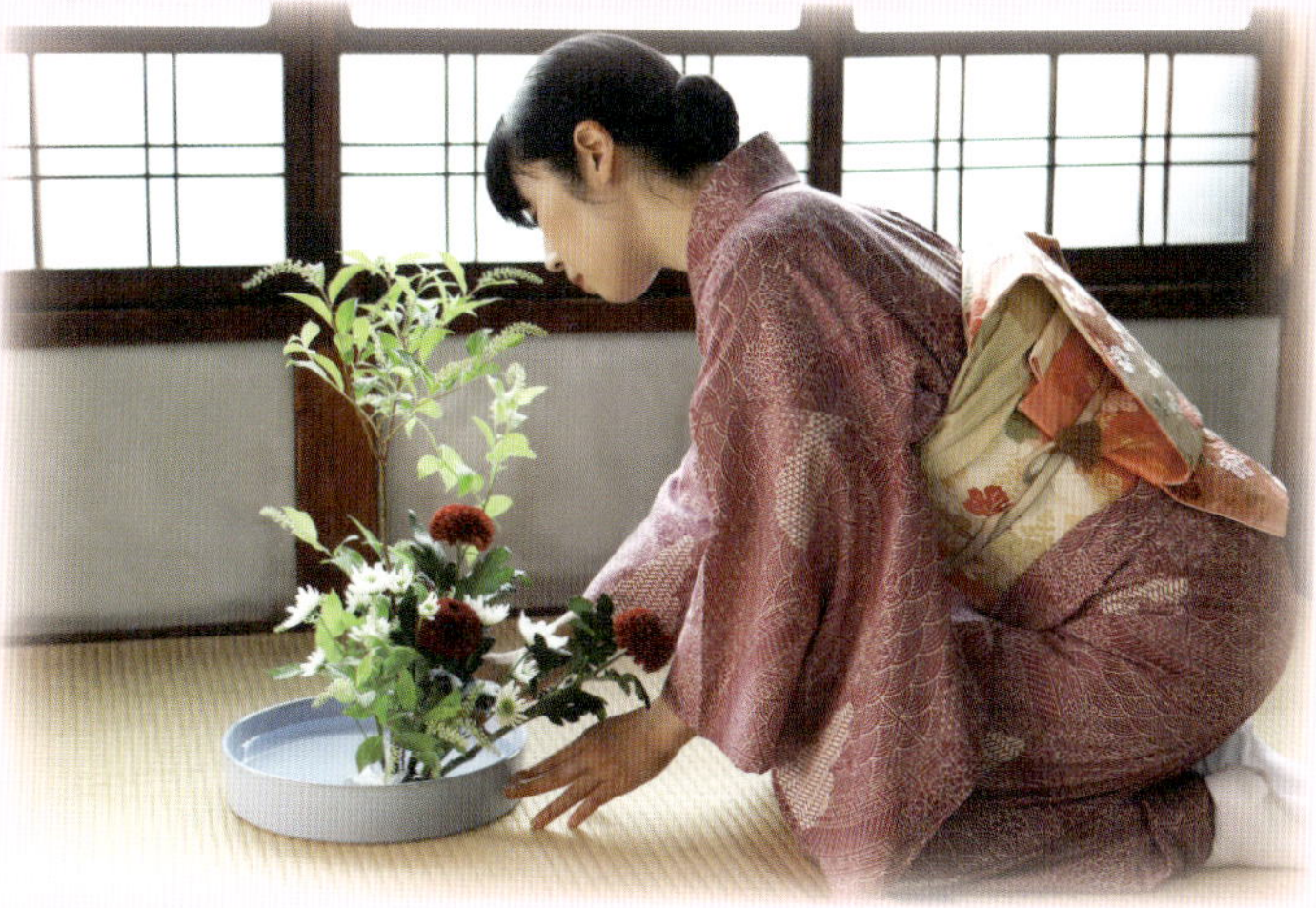

Point 9 性的美

半世紀程前までの我が国では、女性の性的な表現に対して周囲の視線は冷ややかでした。しかし、経済的繁栄とともに国際社会への仲間入りを果たした現在、欧米化した生活様式の浸透や女性の社会的進出等を背景として、性的魅力が女性美の価値として認識されるようになりました。

豊かに発達したバストやヒップ、全身にほどよくついた皮下脂肪、スラリとした脚、しっとりした肌、手ざわりのよい黒髪、情感をたたえた目、ふっくらとした口もと、あるいは声、しぐさ、化粧、髪型、服飾、匂いなどの細部を意識することは、女性美を一層華やかなものとして充実させることでしょう。

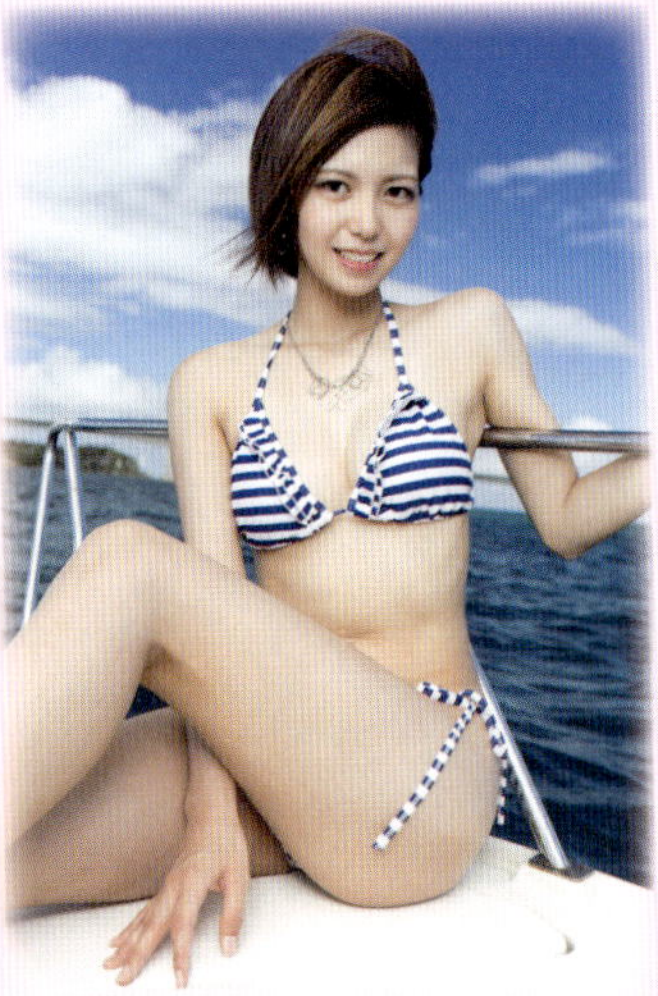

Point 10

音声美

女性の声は、その人の個性や品性、心のなかの波動を表す魅力の一つです。

その人の声や話し方には、表情や情感が宿り、正確な口調や柔らかみのある温かい声は、聴く人の心にやすらぎやうるおいとともに快適さをもたらし、「音声美」として女性の美しさを形成しています。

音声美をよくするには、歌唱や朗読の練習をしたり、早口言葉を反復することなども効果があり、曖昧な不快さや不透明性を解消してくれます。近年では女性の職業意識に応じた「話し方教室」などもあり、性的美同様、女性の美しさがより一層明快さを求めて開かれています。

声を出して歌うこと、他人にハッキリ言葉と意思を伝えることは、腹式呼吸と同じように横隔膜の運動になり、交感神経の働きをよくし食物の消化吸収を高めるため、健康増進効果も得られて〝一石二鳥〟とも言えるでしょう。

Point 11 年齢美

「年齢美」についてはあとで詳述しますが、アンチエイジングばやりの昨今、年齢に抗して若返りたいという気持ちから、〈歳をとることの良さ〉を認めない人たちが増えています。

しかし、人にはそれぞれの年齢に応じた美しさがある、というのが女性美の価値です。10代の後半から20代、30代にかけては、はつらつとした若さの魅力（思春美）があふれ、40代、50代には女盛りと言われる心身ともに成熟した落ち着いた魅力（成熟美）が身に備わり、さらに60代、70代からは精神的美しさが内観から照らし出す（円熟美）の完成形があります。

したがってそれぞれの時期に応じた自分自身の魅力に磨きをかけることが大切で、背伸びしたり落胆したりすることはありません。

ただし、中年を過ぎてからも心の若さは失ってはいけません。老いを意識しすぎたり希望を失ったりすることは肉体の老化に拍車をかけることになります。

現代における女性美は、（思春美）（成熟美）（円熟美）と、ひとりの人間の成長の度合いに応じてそれぞれの時期の美しさが変容を重ねる多面的な表情を持っています。思春期にはどちらかといえば地味でくすんでいた女性が、恋愛や社会経験を通じて成長を重ね、ほんとうの自分を発見し、やがて一個の人間として大人の成熟期を迎え、あでやかな花の咲く（円熟美）の完成を見ることはめずらしいケースではありません。

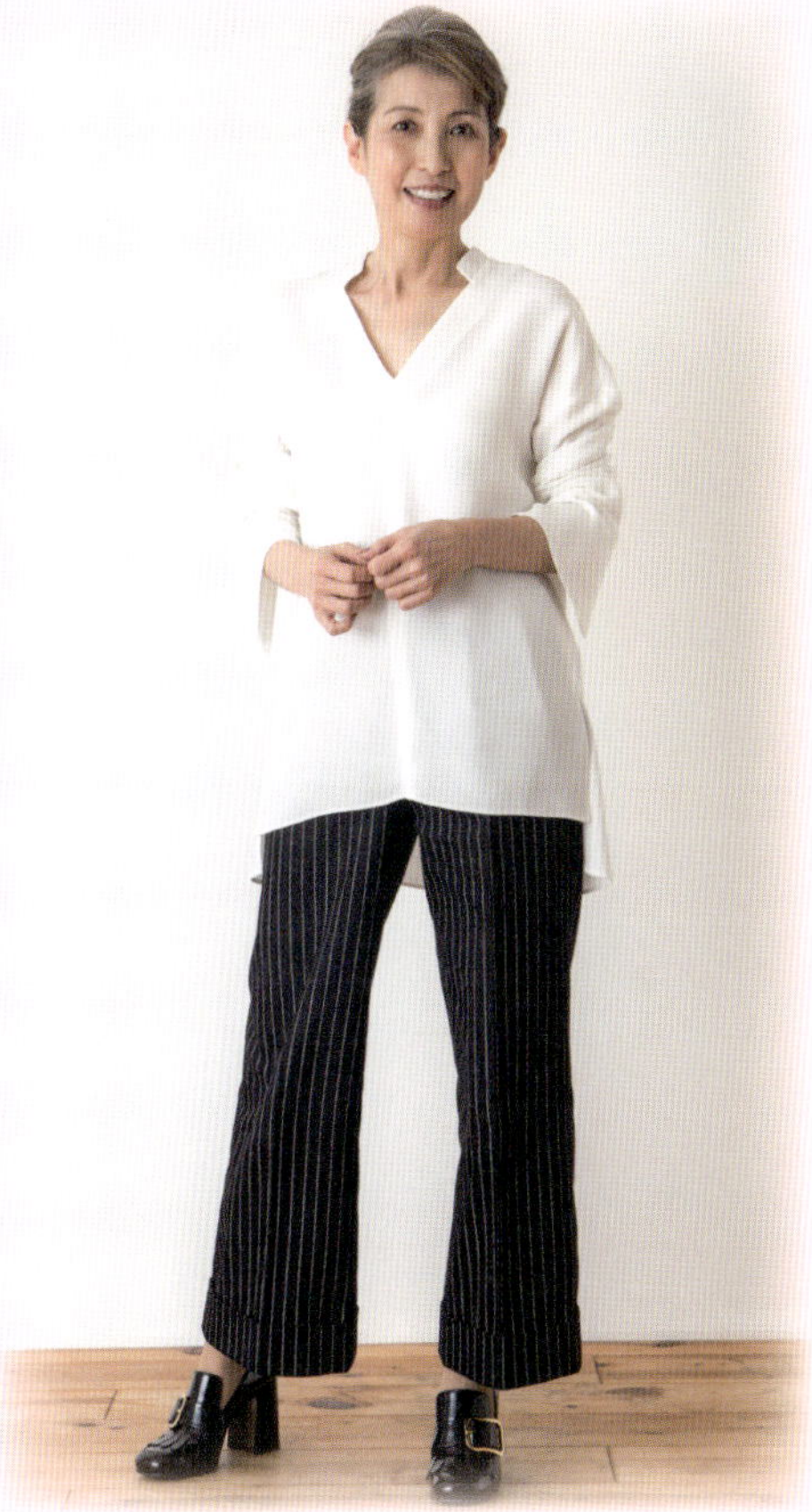

Point 12 個性美

人はそれぞれに持って生まれた容貌の長所・短所があります。

たとえば二重瞼が美しい、まつ毛が長い、瞳が黒目がち、目元に涙袋がある、鼻すじが通って気品がある、笑うとえくぼが出る、くちもとが小さくかわいらしい、肌が抜けるように白い……などは、その人が持って生まれた個有の美しさであり、周囲に誇れる「個性美」といってもよいでしょう。

しかし、一つひとつの個性美も顔全体のバランスと調和の中では何となく居心地が悪そうだったり、目立たなかったり、というケースや小さな不幸の数は実は大変に多いものです。

事例は出しにくいのですが、目は美しいのに鼻の形がよくない女優とか、顔にホクロの数が多い歌手とか、文句のない美人なのに歯並びの手入れがされていない大会社の受付嬢とか、あと一歩、もう少しのところで印象が大きく変わり、人生の歯車が大きく変わることがあります。

そうした「個性美の停滞や迷い」について、美容外科で自然で安全な調整を行うことによって、持ち前の個性美を一層引き立たせることが可能です。

生まれつきだからといってそのままにしておくことが自然ではなく、(新しい自分)、(新しい自然)は難なく手に入る時代なのです。

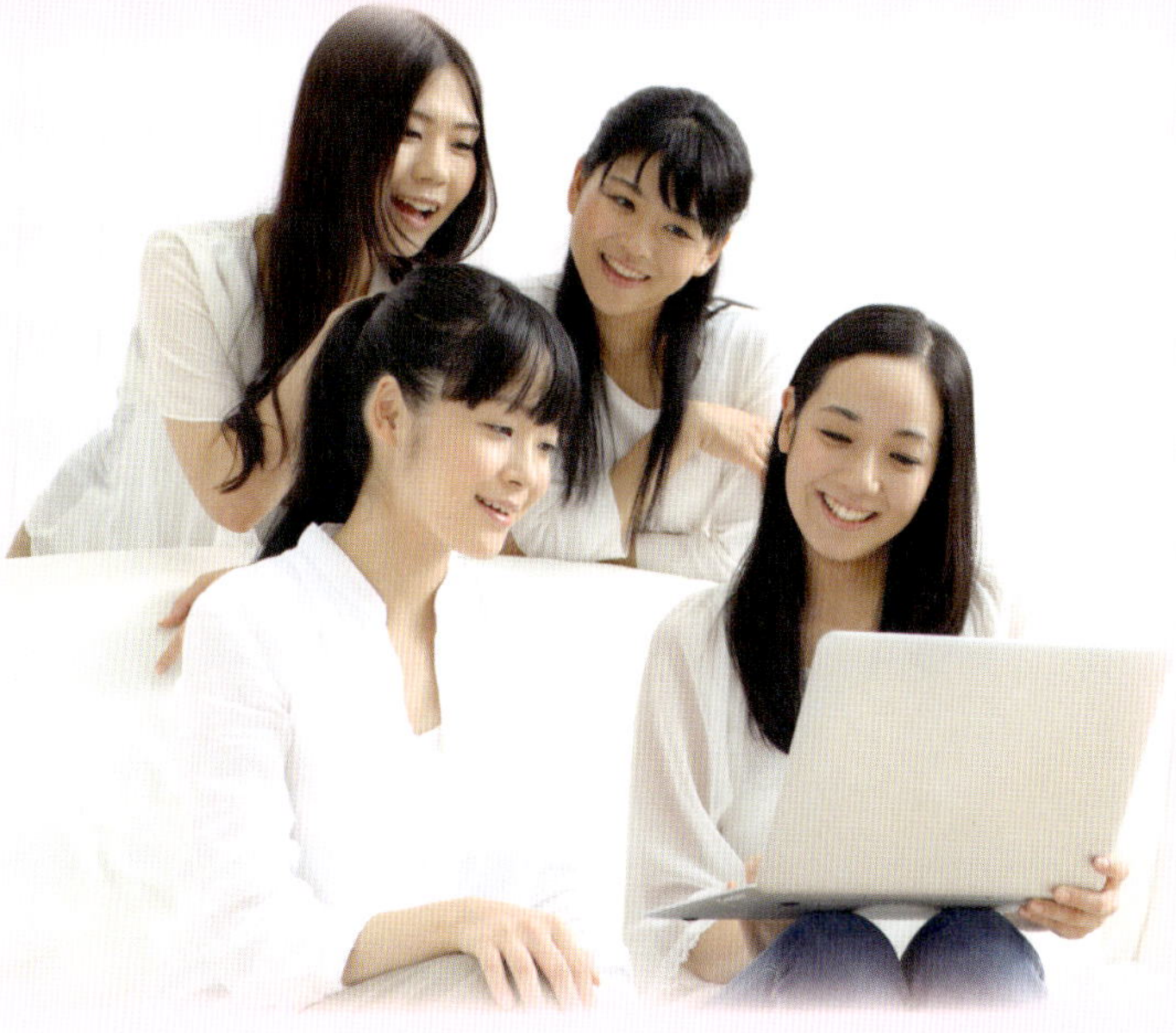

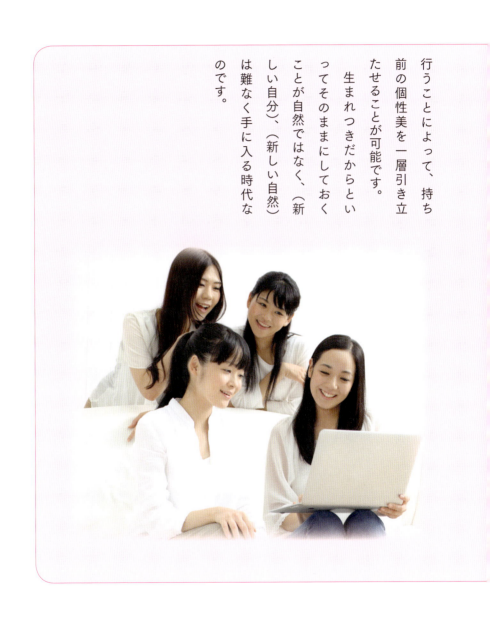

Point 13

時勢美

その時代、その時代には、世の中の動向・感情の動きを映し出すふさわしい鏡があり、ファッションや美容整形もそのような「時代の申し子」であることは変わりありません。

二十年前、三十年、四十年前、はたまた半世紀前と、それぞれの時代を追って美容整形を振り返ってみると、発想にせよ技法にせよ、周辺設備・環境にせよ、ずいぶんいろいろと変遷を重ねてきたからです。

これは内科でも外科でも、小児科でも老人医療でも、歯科でも眼科でも精神科でも、すべて同じです。クスリなどは毎年のように新薬が出て様変わりしていきます。

化粧や服装に限らず、美容整形では眉毛や唇の形一つをとっても「時代の雰囲気」があり、流行かならずしも「絶対の永遠」ではありません。

したがって、各自の個性や持ち味を顧みず、流行を追いかけていけば、本来の美しさを損なう場合もあるのです。

これは傍《はた》がとやかくいうより、まずは自分自身で流行の本質をよく見きわめた上で選択・決定するという姿勢が大事なことです。

自分なりの個性をわきまえて「センス」として表現できる人は、本当におしゃれと美しさを心得た人だと言えるでしょう。

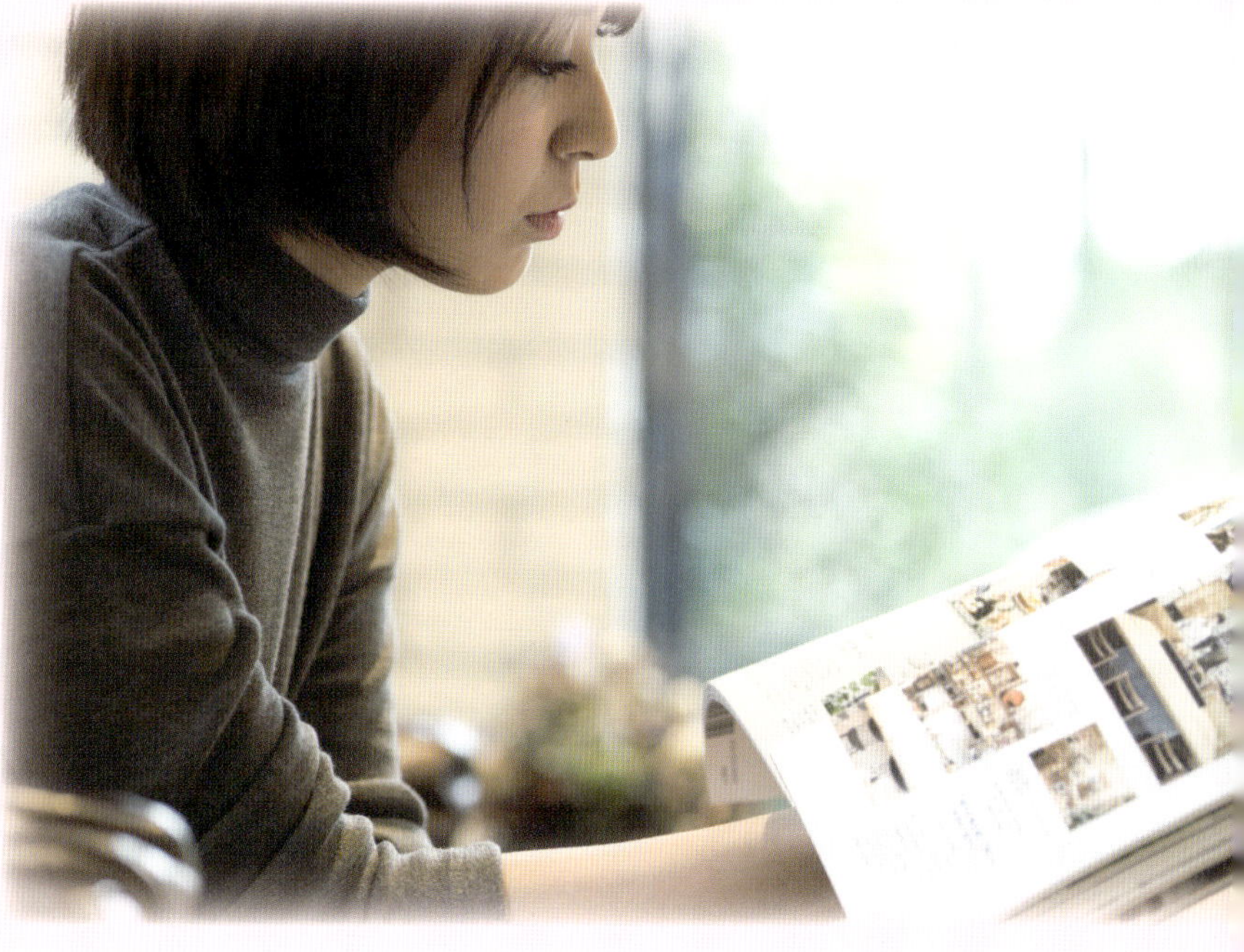

Point 14

化粧美

化粧は素顔を一層映えさせるうえで女性美に欠かせないものです。たとえば明るい色の口紅は健康的な印象を高めるし、メイクやアイシャドーは鼻の低い顔を立体的に見せたり、はれぼったい印象の顔に陰影を与えてくっきりとさせる効果があります。したがって、化粧の上手な女性は自分の長所を強調することや欠点を補うことをよく知っています。化粧は女性美において、「自意識」そのものなのです。

化粧をおっくうがったりしてはいけません。「化粧が濃いか、薄いか」、それは各自の都合しだいで、〝いい・わるい〟とは別の話ですが、薄くても自分自身のツボ・個性をはずしていない化粧が求められます。「ハデなのはイヤだから」といってポイントのない薄化粧は、のっぺらぼうの自分と同じことです。反対に何でもかんでも濃い化粧をほどこしては、本来の自分を化粧の中に埋めてしまうことになります。一見したところ、技巧を感じさせない程度に、ごく自然に魅力のポイントとなる目、鼻、唇の特徴を生かして、鏡と向き合って他人の目で自分のバランスを見直す効果が化粧の本来の使命です。

Point 15

服飾美

服装はデザインや色彩の選び方、着こなしにはその人の好みや品性や性格があらわれます。あるいはＴＰＯ（time,place,occasion）や季節との兼ね合いがあるでしょう。よく「趣味がいい、悪いとか」他人に口にされることがありますが、うまくいっていない場合のほとんどの原因は、〝趣味のよしあし〟ではなく、「趣味がないこと」といったケースが多いものです。失敗の原因は、悪趣味ではなく、無趣味だから。だから、おしゃれが苦手な人はおしゃれが好きになるきっかけを逃さないことが、服装美の第一歩になるでしょう。もし、自分らしい大好きな色あいや形状や趣味に出合ったなら、それ以上のものはなく、他人につべこべ言われる筋合いはありません。

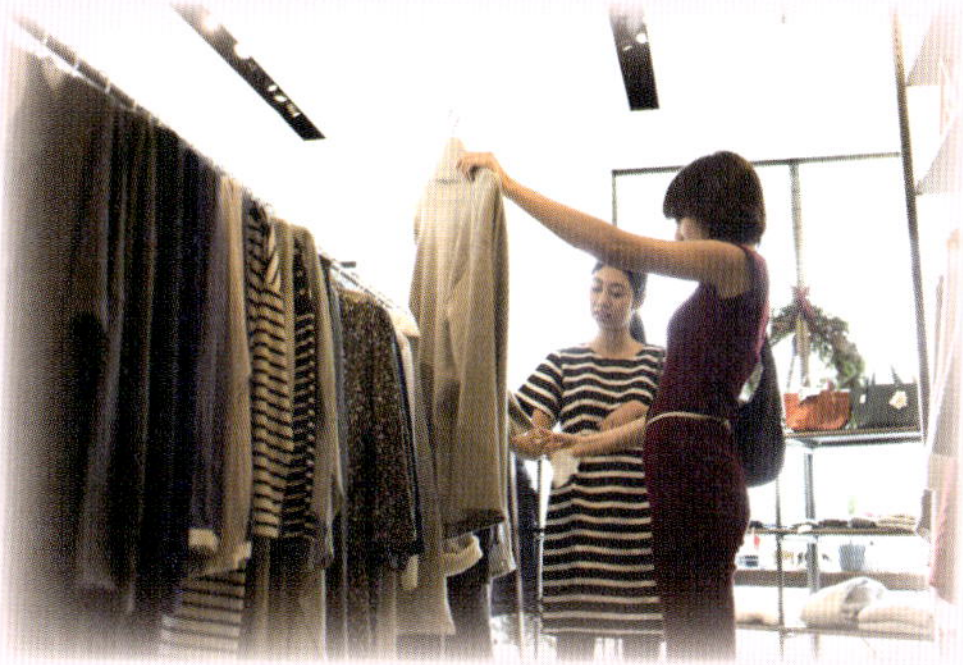

Point 16 体臭美

——蛇足ながら、……体臭が相手に与える効果、ということも、女性美には欠かせない要素の一つです。あまやかで気高い上品な香りは女性の価値と魅力を高め、周囲にも好印象を与えてその場の雰囲気を優雅に盛り上げる効果があります。

体臭というものは、肌や髪、呼気、汗、脂のみならず、衣服や香料や化粧品などが混然と入り混じった匂いだから、軽視できません。こうした香料の知識は女性美を保つ脇役として大きな働きをしています。

美しさを保つためには、肌や髪はもとより下着なども清潔に保つことも大事で、わきがや多汗症、虫歯、歯槽膿漏、鼻やのどの病気、胃腸病などのある人は、悪臭の原因となる障害を早めに取り除き、自分の健康をこまめに気遣う必要があります。冒頭に述べたように、〝美しさは健やかさ〟でもあります。

女性美の秘訣は、自分の生活と健康と人生の身の周りのすべてに関心を抱き、ひとつずつを大切にすることの集大成ともいえるでしょう。

「美人誕生！」にはこうした16の〝モトデ〟がかかるものです。

〝美容外科医の父〟ピエール・フルニエの話

2007年の夏の夕方、僕のクリニックに十仁病院・梅澤院長から電話があった。

「ちょっと話があるけど、これから行ってもいい?」

しばらくして、転がりこむように院長が入って来た。玄関口で車を待たせ、「用事はすぐすむ……」と言う。新橋から銀座まで、歩いても目と鼻だ。あせっているわりには忘年会の会場とか、麻雀の新メンバー加入とか、のんびりした用向きが多いのである。

「俺の友達で、フランスのピエール・フルニエって知ってるだろ。彼が2004年に発表した『美容外科と美』という論文は読んでないだろ? 日本にまだ紹介されてないんだよ。本人から直接聞いて、おれは中身については知ってんだけど、いい論文だよ。美容外科医の立場から美についてアプローチしたもので、われわれがやってきたことと重なる部分がある。それを翻訳してみないか？　みんなに読ませたいと思っているし、一般に広める価値もあるんだ」

「論文の噂は聞いてますが、僕は紹介者として適任じゃないし、フランス語はだめだし、英語しかわからないもの」

「いや、英訳は出ているんだ。その翻訳でいいよ」

「そんなことしていいんですか。問題ありますよ、きっと」

「友達だから、フルニエにはそう言っておけば、問題にはならんし、英訳の手続きもちゃんとしとけば

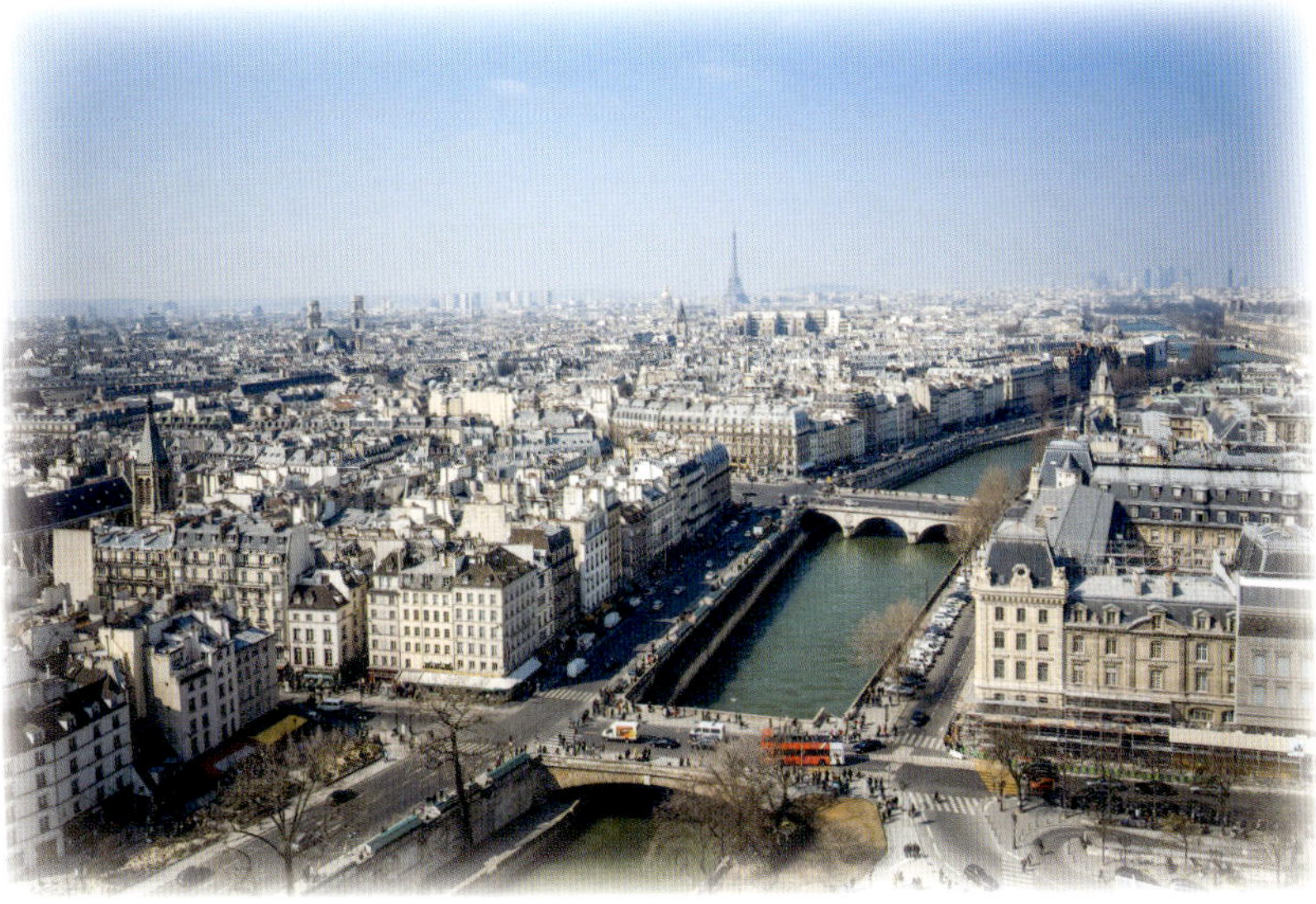

いいんだろ?」

そう言って、「じゃーな。何かあったら知らせるから」と返事も聞かず出ていった。

なぜ、こうもあわただしいか、永平寺へでも行って座禅でも組んだら、と思うのだが、学会やパーティ会場では院長はつねに泰然自若としているのだ。

数日後、僕から院長へ電話した。

「英訳版を入手して読みましたが、悪訳どころか、意味がとれなくて、ワケわかんない訳文ですよ。飛んだりはねたり、空白の箇所が出てくる。想像をたくましくして読んでみましたが」

「君の流儀で翻案脚色してもらっていいよ。それをフルニエに了解してもらうから。もともと原文は難解だから、英訳者が途中で投げちゃったんだろう。だから君の理解をまじえて平明なわかりやすいものがほしいんだ。それをフルニエに伝えればよろこぶよ。フルニエにも会わせるし、やっておいて無駄にはならない、わりと重要な仕事だよ。仏文ができても医療がわからない人間は知っているんだけど、君が筋の通った日本語にしてくれれば助かる。あとは俺の方でも協力するから…」

1980年代、フランスのパリでは多数の著名な美容外科医が開業し、美容整形の在り方をめぐって最先端の個性と流行を競い合っていた。中でもパリ中心部に拠点を置くピエール・フルニエの活動は美容外科医の理論的中枢であったばかりでなく、安全性を高めた美容器具の開発者の一人として、ケミカルピールの向上にも貢献し、美容医療の先導者として異彩を放っていた。

美容外科医の立場から具体的に「美」を論じ、美を希求

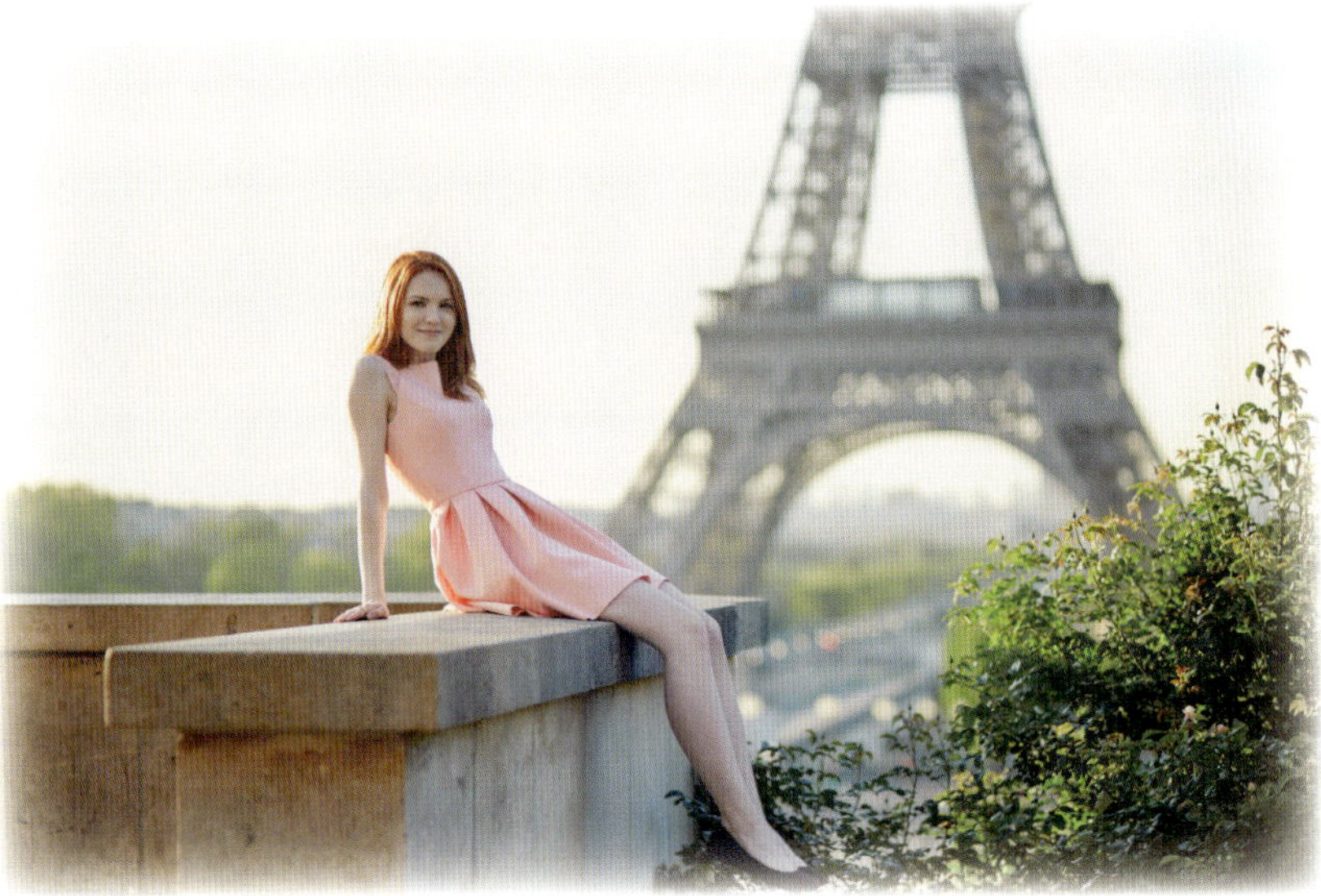

する女性たちの理想と向き合い、医師と患者が出合う関係の場を模索し続けるフルニエ博士は僕にとってもあこがれの人だった。

「好きなようにまとめていい、みんなに読ませたい」という院長の叱咤激励に煽《あお》られて、僕はこのフルニエ論文を自己流にわかりやすく翻案して「超訳」と称して発表した（注10）のだが、院長の言ったとおり、博士の機嫌を損ねることはなく、「あれは私自身のためのノートだから、こういう形で一般的に関心を広げてもらうことは感謝している」という返事がきた。

「おれは今度フランスに行ったら会うことになっているが、そのうち三人で食事でもする機会をつくるよ。フルニエはだれにでも正面から心を開く紳士的な男だよ」と院長から伝えられたが、僕がその後初めてフルニエ博士とお会いしたのはフランスではなく、東京で開催された２００８年「国際美容外科学会」の会場だった。

（注10）フルニエ論文の超訳
ピエール・フルニエの論文『美容外科と美』の超訳し、『美容医療における「美しさ」とは何か？』と改題して、小著『アイデザイン眼窩周囲における美容外科診療―抗加齢外科を中心として』に収載した。原文が難解であり、かなり平易な表現に改め、日本版として親しみやすい体裁を整えた。

ありふれた日常の生活が永遠性に続いている

第5回国際美容外科学会は2008年11月15日～17日の3日間開催され、梅澤先生の紹介を受けた僕は港区のホテルニューオータニの学術集会に出席し、多忙なフルニエ博士のスケジュールに割り込むような形で面会の許可をもらうことができた。

僕としては挨拶方々、二、三の質問をさせてもらえば…という下心があったのだが、事前に僕が送った仏訳版の〝超訳〟に目を通していた博士は、嫌な顔をするどころか、逆に質問を投げかけて来る熱心さだった。

僕は改めて、身勝手な都合で博士の論文を意訳翻案してしまった非礼をお詫びすると、「あの論文はわかりにくいと思う。だから論文の主旨を曲げずに、平明な日本語で移し替えたご苦労に感謝している。あなたの考え方や感じ方が出ているところもおもしろかった。あなたの場合、美容整形における美とは、一言でいうと何ですか？」と博士が聞いてきた。

わずか一時間程度で、それも知人の通訳を介してのことだから、博士も僕も真顔で論じ合った。

「美とは強さです。僕は患者さんを短距離走ランナーではなく、長距離ランナーととらえています。治療期間ではなく、美を追い求める患者さんの人生全体を見た場合の話です。人生全般を通じて美を追い求める人は、タフでなければ持続できません。美は患者さんにとって強さの持続そのものです」

「〝強さ〟というのは初めて聞いたね。でも〈人生の患者さん〉というとらえ方は賛成だ。美は一時期の高揚や感傷

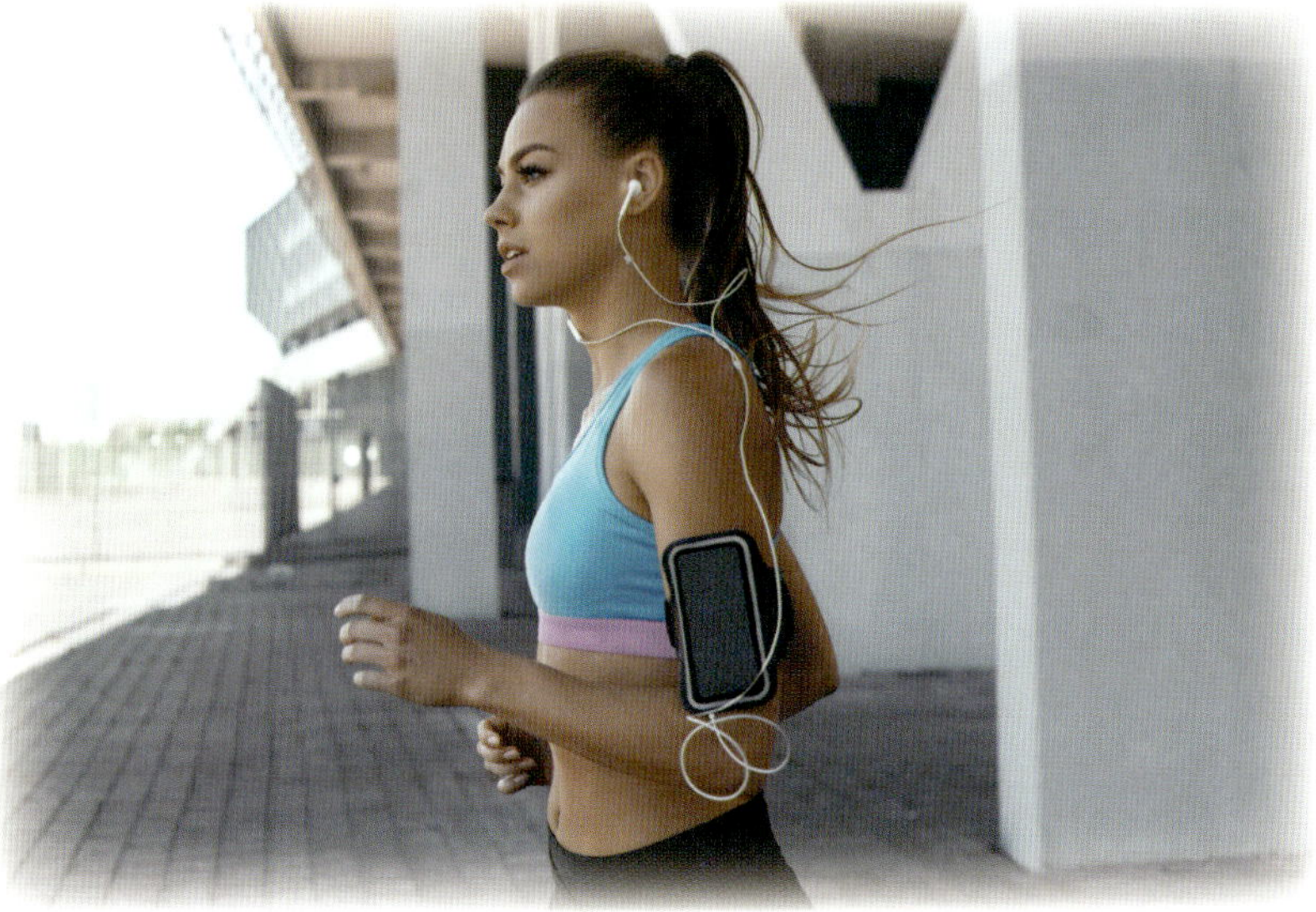

ではなく、刹那的なものでもない。日本人は若者中心で、十代、二十代の女性が人気を集めているけど、フランスは年寄り好みなんだ（笑）。四十代、五十代の女性が若い娘たちと同じように人気がある。それは美を〝人生の味〟としてとらえているからだ」

「人生を感じさせる女性のほうが美しいということですか？」

「おしゃれないじわるさとか、横顔の陰影の美しさとか、時が立たなくては生まれない味がある（笑）」

「日本では世阿弥という能役者が、若いときの美しさは「時分の花」、それが人生経験を積んで「まことの花」になると言っています」

「私も世阿弥のその言葉が好きだ。「まことの花」を私は「人生の花、人生の美しさ」と解釈している。人生のなかでは、みんなだれもがそれぞれに一日を過ごし、頑張って小さな幸福を手に入れている。そうした生命の躍動が、美でなくてなんだろう。ありふれた日々の労苦は、人生という〝大いなるもの〟、すなわち〈永遠性〉に通じている。いまは秋だが、一人ひとりの躍動と同じように、ぶどうにもりんごにもいちごにも美がかがやいている。われわれ外科医と患者さんが、共に探し合う美は、詩人や画家や音楽家が発見する孤高の美ではなく、患者さんたちの生命に幸福を灯す〈人生の美〉なんだよ」

――時間が来て、早々に会場を離れた。ホテルの近くにある公園のベンチに腰を下ろすと、緊張したためかホッとため息をついたが、フルニエ先生の声と話を間近で聞けたことはやはり嬉しかった。

……ぶどう、りんご、いちごたち。日常の生活に根を下しているもののかがやきには、生きることの喜びと幸福があふれている、と言う先生の言葉が印象に残った。

フランスには、女性の美を人生の収穫としてとらえる感覚が伝統的に根付いているのだろう。

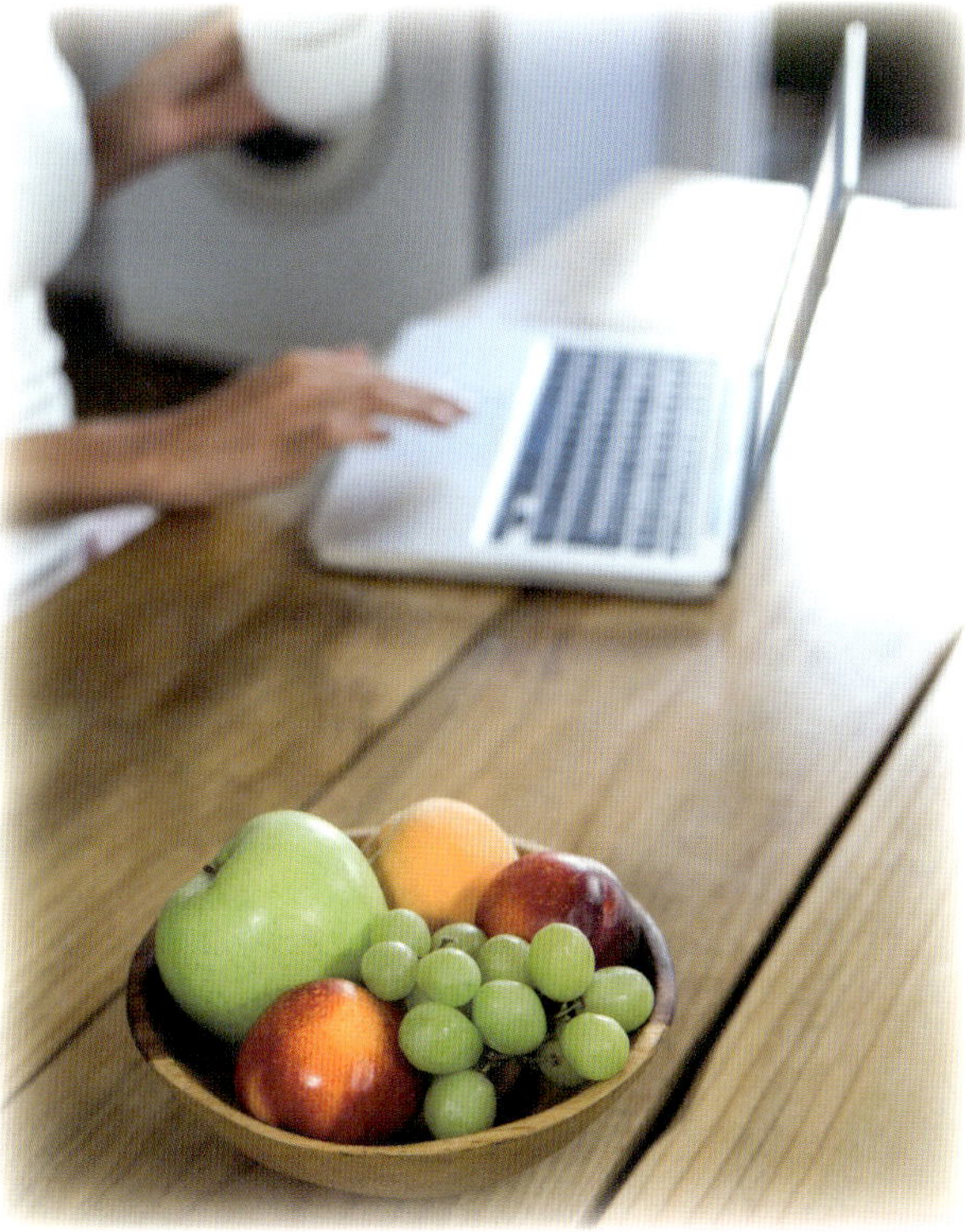

第3章

いまここにある、美しさのかたち

●美を探しつづける人たちの花ものがたり

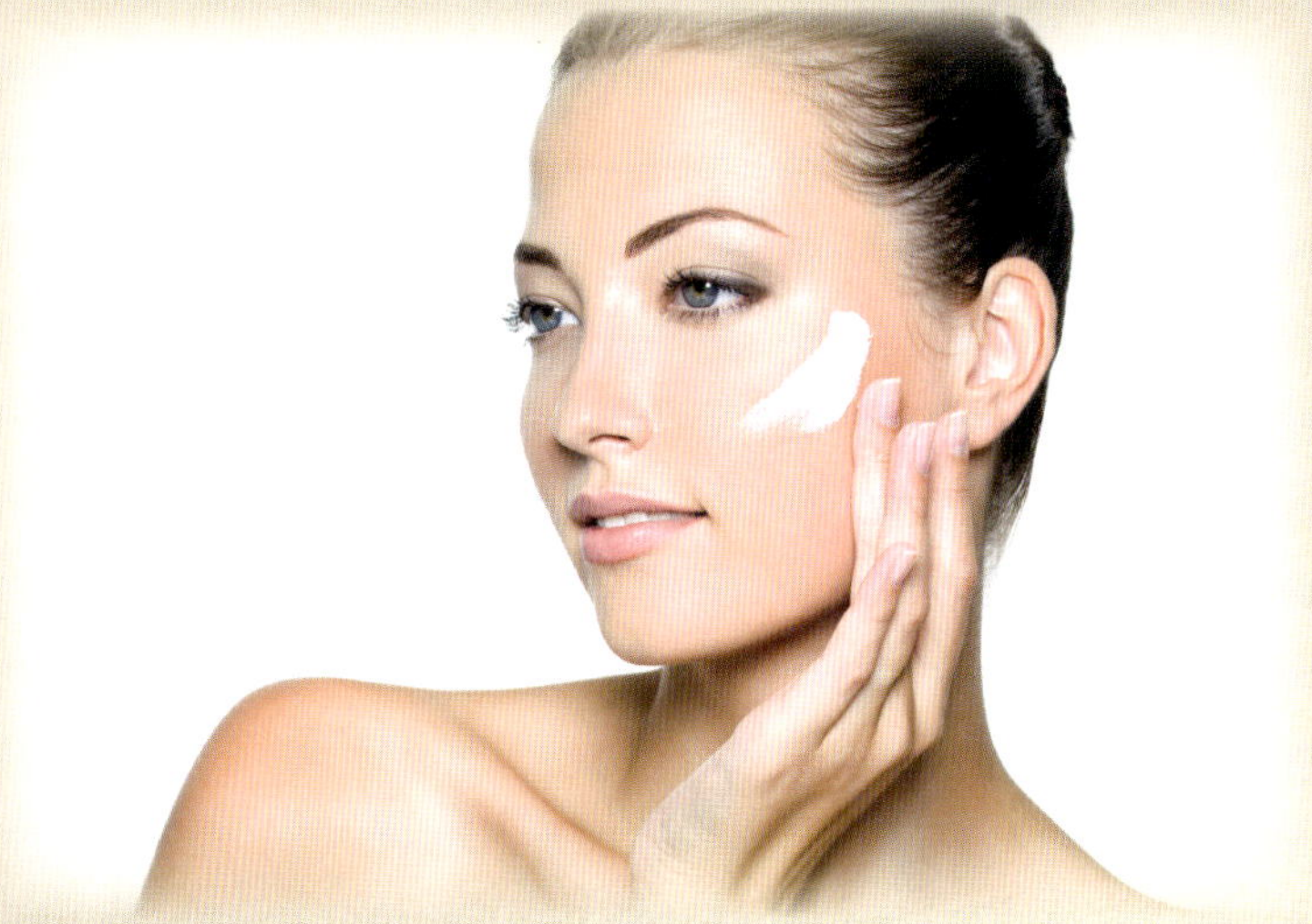

美容外科医の〝美のコレクション〟

「群盲、象をなでる」というインドの古い寓話がある。

何人かの盲人が大きな象のまわりに近寄って〝これは、いったいどんなものだろう?……〟と口々に言い合い、体にふれていた。

ある人は、「太くて長い腕のようなものだね……」

ある人は、「うちわのようにぱたぱたして、平たいものだけど……」

またある人は、「温かくて広くてざらざらした塀のような……」と、みんながそれぞれに感じたことを照らし合わせてみた。が、どの「感触」、「印象」も間違ってはいないのに、〝巨象の姿〟はそれとはまた違うものだ。

――これは、物事の全体や多様性はその一部を見て判断してもつかめない、という先人の教えだが、同じようなことわざに「木を見て森を見ない」というのもある。

〝美〟のかたちも、この話とよく似ているだろう。

百人百様の場の受け取り方、花影、理想、ロマンがある。

哲学者から詩人、音楽家、画家、彫刻家、演出家、女優、男優、衣装、服飾、はては〝衣・食・住〟のこまごましたことまですべて、なんでもかんでも〝百人百様のとり決め、好み、そして「理想」〟で成り立っている。

「だから……」と、フルニエ博士は話してくれた。

「女性の美についてまとめようと思って、手始めにしたことは、自らよって立つ〝美容外科医の立

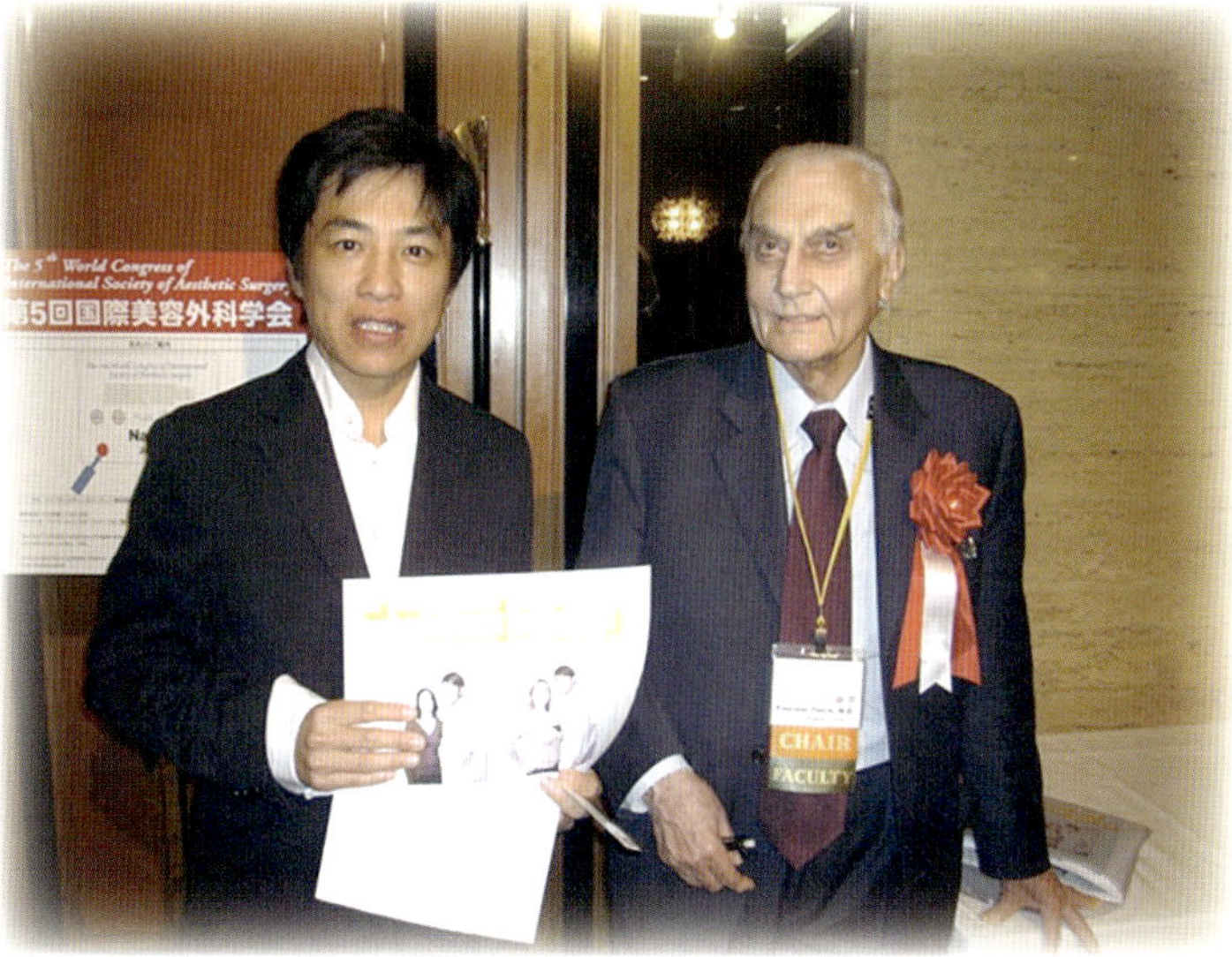

2008年に日本で開催された「国際美容外科学会」にて。
僕は十仁病院院長梅澤文彦先生の紹介でピエール・フルニエ博士とお会いし、今後の美容医療の課題について話し合うことができた。フルニエ博士は最新の研究報告『What is beauty』を示し、「美容医療研究が医療技術や設備環境のみに終始することは本末転倒だ。われわれは美そのものへの問いかけと、それを探求しつづける美容外科医の立場についてもっと掘り下げるべきだろう」と熱く語られた。

場〟を明確にしておこうということだね。そうしないと、わけがわからなくなってしまう。少なくとも哲学者や詩人がめざす美の発見と、女性が求める具体的な美しさと、美容外科医の立場は違うものだ。といって、この両者が一切交通遮断かというと、そうでもないのだ。互いにどこかで通じ合っているんだ。古今東西、女性の美について謳わない詩人はどこにも存在しないからね（笑）。

私は、まず自分の立場を意識して、そこから女性たちが求めた美しさについて、気の向くままに情報を集めてみようと考えたのだ」

つまり、「群盲、象をなでる」の教訓を逆手にとって、美を求めた人たちの足あとを探りあて、できるだけ多面的に彩り豊かに集めてみよう、というのがフルニエ先生の発案なのだ。

「……いろいろアイデアをつなぎ合わせてみたら、象らしきものの〝絵合わせ〟が浮かび上がるかどうか。あちこち寄り道して、気ままに訪ね歩いた〝私の美のコレクション〟ってところだろうか」

僕はフルニエ論文の協力者として、先生が訪ね歩いた〝美の散策〟を日本の読者になじみやすいものとして知ってもらいたいと考えた。

そこでさらに再構成し、僕流の見解などを加えたものが以下の「日本版・美容外科医のコレクション」で、その後に続けて「フルニエ先生の〝女性美〟の求め方」をわかりやすく紹介することにした。

日本で最初に「隆鼻術」を受けた女優作家

日本で最初に「隆鼻術」を受けた人は、女優で作家の田村俊子《たむらとしこ》だった。

——といっても、遠い明治の遥かな昔だから、〝樋口一葉《ひぐちいちよう》の再来〟と呼ばれた田村俊子の名前は、美容整形関係者でもなじみがうすいかもしれない。

瀬戸内晴美《せとうちはるみ》（寂聴《じゃくちょう》）は『田村俊子—この女の一生」（角川文庫）』の中で、「……管野須賀子《かんのすがこ》と田村俊子は、百年も前の時代に二人とも整形手術をしていました。田村俊子は小説家で美人でしたが、より美人になるため隆鼻術をしています。でも当時は技術が下手なので冬になると鼻が紫色に変わっていたそうです」と言っている。

その頃はまだ美容整形の専門病院はなかったから、甲府市にある耳鼻咽喉科医院で隆鼻術を受けたらしい。日本はもちろん海外でも症例研究の少ない頃だ。俊子は写真を見てもモダンな美人で、無理をして隆鼻術をほどこす必要があったかどうか。積極果敢な彼女の勢いに、当時の担当医も根負けしてしまったのだろうか。

女性の夢や自立が閉ざされた時代に、平塚雷鳥《ひらつからいちょう》らの『青鞜《せいとう》』に参加し、婦人の解放を叫んだ〝新しい女〟田村俊子は、「木乃伊《きのい》の口紅」、「炮烙《ほうらく》の刑」など官能的で退廃的な美を追究した作品を次々と発表し、大恋愛や不倫の果てに日本を離れ上海で脳溢血により62歳で客死したが、死後その名を冠した女流文学賞（田村俊子賞）が創設され、多数の現代作家が世に送り出されている。

これほどの偉業を残した歴史的人物でも、美醜の話になると冷静さを失いがちだったのか、後年、俊子は後輩の小説家・川口松太郎《かわぐちまつたろう》にグチをこぼし、「あんなこと（隆鼻術）、やらなきゃよかった……」と悔やんでいたそうだ。

少し脱線するけれど、日本の40代の女優さんで、顔かたち・パーツすべてが整い、美しく、鼻筋だけがやや低い人がいて、じつはその愛らしい感じの鼻こそ、やさしさと色っぽさと個性をその人に与えている。俊子の〝やや低い鼻〟も同じように、彼女の「チャームポイント」だったのではないか。

現代の女性の魅力と価値は、多様性に富んでいる。容貌は平均点でもスタイル抜群ならば〝個性的な美人〟と遇される時代だ。目が大小、口の大小、肌の白さ黒さ等にかかわらず、その人らしい調和を整えていれば、美しくかがやくことのできる時代なのだ。

当時の美人の主流は、江戸以来の伝統的和風美人か、文明開化の西欧風美人に〝二極分解〟されていて、理想主義に燃えていた俊子は意思的で彫りの深い近代美人に憧れたのではないだろうか。

もし、いま、現代日本に田村俊子が生まれ落ちていたら、あるがままの〝個性派美人〟で周囲を魅了しつづけたことだろう。

一番は〝健康〟、二番は〝美〟、三番は〝富〟

田村俊子の例を出したのは、患者さんの美への強い欲求と、専門医の判断・バランス感覚がうまくかみあわないタイミングがしばしばあるからだ。

僕は現在でも隆鼻術について慎重だが、他の場合でも術後数年間は効果があったように見えたケースでも、その後の10年、20年間に悪化したり、変質してしまう処置は医療とは呼べないと思っている。

患者さんの思いがどんなに熱いときでも、安全性が保証されないリスクの高い処置は勧められない。

世界保健機構（WHO）では、《健康》とは、「病気をしないこと」「体が弱っていないこと」だけではなく、「肉体的にも・精神的にも・社会的にもすべてを満たしたもの」と言っている。

《健康と疾病》は、別々ではなく、連続しているもので、「人間の尊厳の確保や生活の質を考えるために必要な本質的なものだ」と言うのである。健康についてのこうした理解は、現在のところ、世界共通の認識となっている。

では、「医学の起源」と目されている古代ギリシアでは、そもそも健康についてどのように考えられていただろうか。

哲学者プラトンが、「健康は目には見えない〝沈黙の臓器〟だ」と言ったのは有名だ。プラトンは古代の哲学者らしい言い方で、「美とは、〝健康〟の後に位置するもの、富よりも重要なもの」としている。そして、「一番目に大切なのは健康、二番目に大切なものが美であり、美は〝物欲・富〟よりも上位にある」と言っている。

また、「美は、健康と富の間にあって、この現実を超えた、崇高にして神秘的な、とらえにくいもの」とも言っている。

しかし、美容外科医の立場から言えば、「美」は現実を超えた神秘的なものであってはならないだろう。それは医師の手の中で、しっかりととらえられた、形のあるものでなくてはならない。

望みや好みはさまざまだから、時には「健康よりも美を、あこがれや理想こそ上位とする考え」もあるだろう。美容外科医もそうした願望を患者さんから突きつけられることも〝無きにしも非ず〟だ。

というより、それはしばしば起こり得ることだが、「健やかさ」と「美しさ」は美容外科医の立場では、どちらかが優先され上位にあるのではなく、「同等の価値」を持っている。

どちらもおろそかにしてはならない幸福の〝二兎〟、〝車の両輪〟なのだ。

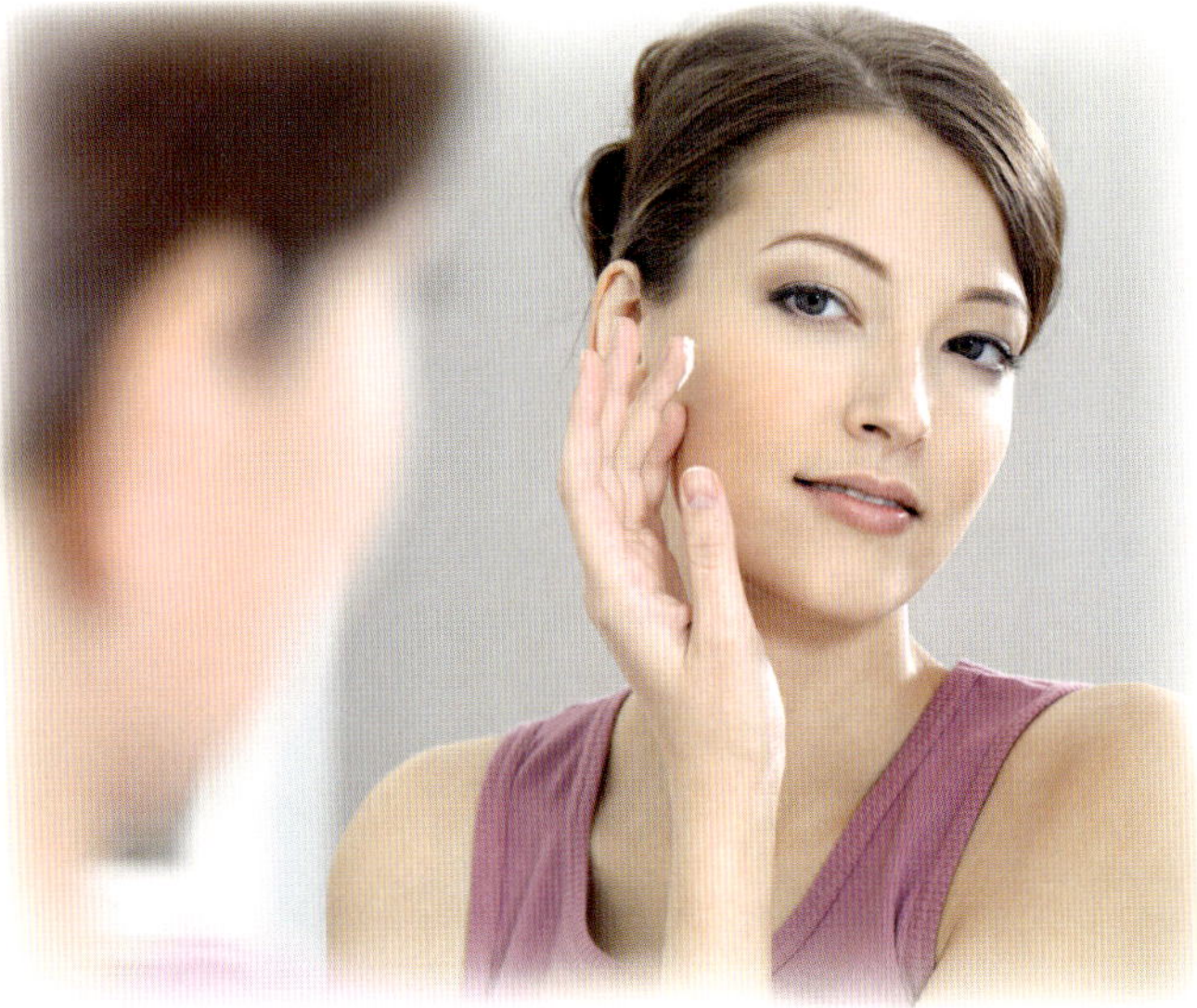

〝顔〟の中に〝美の顔〟が埋まっている

夏目漱石《なつめそうせき》の『夢十夜』という作品を、僕は高校の国語の教科書で読んだ。美容外科医になった当時は、この不思議な作品の世界と同じような重苦しい気分のトンネルからなかなか抜け出せずにいた。

この作品は、（自分…）という漱石らしき人が見た奇妙な夢ばかりを「十夜」連続で見せられる〝納涼お化け大会〟のような小説で、どの話も夜行列車の窓外の事物のように矢継早に飛び去って行く。しかし、読後、それらの話は再び闇の底から息を吹き返し、心の中に隠れていた暗い記憶として思い出される。

〝不吉なお話の行列〟……ホントにこれが教科書に適した題材か？　なぜ、こんな重たるい厄介な気持におそわれるのか？

いろいろ不気味なシーンが続く中で、僕が特にショックを受けたのは第六夜の『運慶《うんけい》』だ。

運慶は実在した造仏界を代表する名匠だ。その運慶が護国寺の山門で仁王を刻んでいる、というので行って見ると、(自分)より先にもう大勢集まって、しきりに下馬評をやっていた。

運慶は鎌倉時代に活躍した人物だが、そこに集まっている群集は漱石と同じ明治人ばかりで、隣りで見物していた男が「あの鑿《のみ》と槌《つち》の使い方を見たまえ。大自在の妙境に達している」と言う。

すると、「運慶は今太い眉を一寸の高さに横へ彫り抜いて、鑿の歯を竪に返すや否や斜すに、上から槌を打ち下した。堅い木を一と刻みに削って、厚い木屑が槌の声に応じて飛んだと思ったら、小鼻のおっ開いた怒り鼻の側面がたちまち浮き上がって来た。」

感心して見ていると、またさっきの男が、

「なに、あれは眉や鼻を鑿で作るんじゃない。あの通りの眉や鼻が木の中に埋っているのを、鑿と槌の力で掘り出すまでだ。まるで土の中から石を掘り出すようなものだからけっして間違うはずはない」

(自分も)それで急に仁王が彫ってみたくなり家へ戻ると、「積んである薪を片っ端から彫って見たが、どれもこれも仁王を蔵しているのはなかった。ついに明治の木にはとうてい仁王は埋っていないものだと悟った。

それで運慶が今日まで生きている理由もほぼ解った」と言う。

……おもしろい話だが、明治の頃まで生きていた鎌倉時代の匠の技は、いまはなすすべもなく忘れ去られている。

この虚脱感はずっと僕の記憶の中で落ち葉のように散らばっていったが、30代の半ば頃になって、突然頭の上にふりかかって来た。

新橋のガード下の焼き鳥屋のもうもうとした煙の中で、梅澤院長得意の名ぜりふ「おまえは〝美〟の問いをぶら下げておけ」をフリカケのように頭上にかけられたとき、「眉や鼻を鑿で作るんじゃない。あの通りの眉や鼻が木の中に埋っているのを、鑿と槌の力で掘り出すまでだ」という言葉がよみがえってきた。

——夢で仏をつくる話って、美容外科の施術と似てないかなあ…。

患者さんの訴えを聞いてその人の顔と向かい合うとき、僕はいつもこちらの図面に似せてその人の細部にメスを入れるわけじゃない。そんな〝公式見解〟はまっぴらだ。僕は患者さんの顔のなかに、もうひとりのその人を探している。それはパターン化した処理のメスを施すのではなく、患者さんの顔の中にあるもう一つの〈まぼろしの顔〉を〝掘り出す〟のだ。

……もしかしたら、その〈顔の中の顔〉を掘りあてるものは、手の中のメスではなく、心のなかに握りしめられた〝美〟ではないだろうか……？

フルニエ先生の〝女性美〟の求め方

フルニエ先生は代表的論文『美容外科と美』の中で、美容医療の現場の実際について、次のようにふれている。

……美容外科医が参考とする症状・治療に関する研究書は世界中に散見されるが、不思議なことに〝美容外科の美学〟という主題の下に発表された美的研究

（注11）「フルニエ先生の〝女性美の求め方〟」について
本章の論考は、ピエール・フルニエ博士の代表的論文「美容外科と美」を先生の監修を得て〈超訳〉した「医療としての美、美意識としての美」（久保隆之、アイデザイン、アンチエイジング外科研究会編、２０１６）をさらに一般読者向けに書き改めた新版である。

成果を聞いたことがない。しかし、それは必ずしも、美容外科医の意識や不勉強のせいではなく、もともと「美」が移ろいやすく、とらえがたい、扱いにくい主題だからだと思う。

私の経験で言えば、美容外科医が「美とは何か」を問うには、対象になる患者さんに心理学的に接近する方法がもっとも自然で有用である。

治療の場で医師と患者が対面した際、患者さんの望むところ、その人が感じ取っている「美」のイメージをよく理解し、共感することがわれわれの仕事の使命であり、実際だからだ。

患者さんが望む「美しさ」には、それ自体として、具体性の価値がある。患者さんのデータには、ひとりの女性の個性と健康状態、年齢、条件、願望等が網羅され、場合によってはそこに時代の流れ（流行）がよく反映されていることもある。

そうした具体性、実在の女性の求めや憧がれというものに、心理的に接近・理解し、同じ方向を向いて共感し、患者さんが望む「美しさ」のために技術を駆使し、工夫と誠意を凝らすことに、「美容外科のすべて」があるといってよいだろう。

一般的には、美容外科医の仕事の場では、美は造形のプロポーション（比例）であり、眉毛と額の距離とか、鼻の下と唇の間とか、瞼や頬や唇の容量とかの各部の調和が重要となってくる。

そして、そこからもたらされる〈やすらぎや癒し、〝快〟の満足感〉がわれわれに〝美しさ〟として感動を与えるのである。

さらに言えば、現代的な表現では、〝美しさ〟が喚起する衝動は、官能（性的感覚の奥深い衝動）であるという人もいる。

そうしたことから、美容整形の現場でつくり出されるさまざまな視覚的効果にふれて、「美しさは人を活性化させるフェロモンだ」という言い方がされることもよくある。

しかしこのような「美のかたち」は一定の法則があるわけではない。それは、時代の移り変わりや地域・民族・習慣・気候などの環境の変化によって大きく変動していくものであるし、また個々人の価値観や好みによっても大きな差異が生まれるものである。

したがってひとくちに〝美〟と言っても、「○」を見てフェロモンをかきたてられる人もいれば「△」を見て憧れを抱く人もいるわけだ。

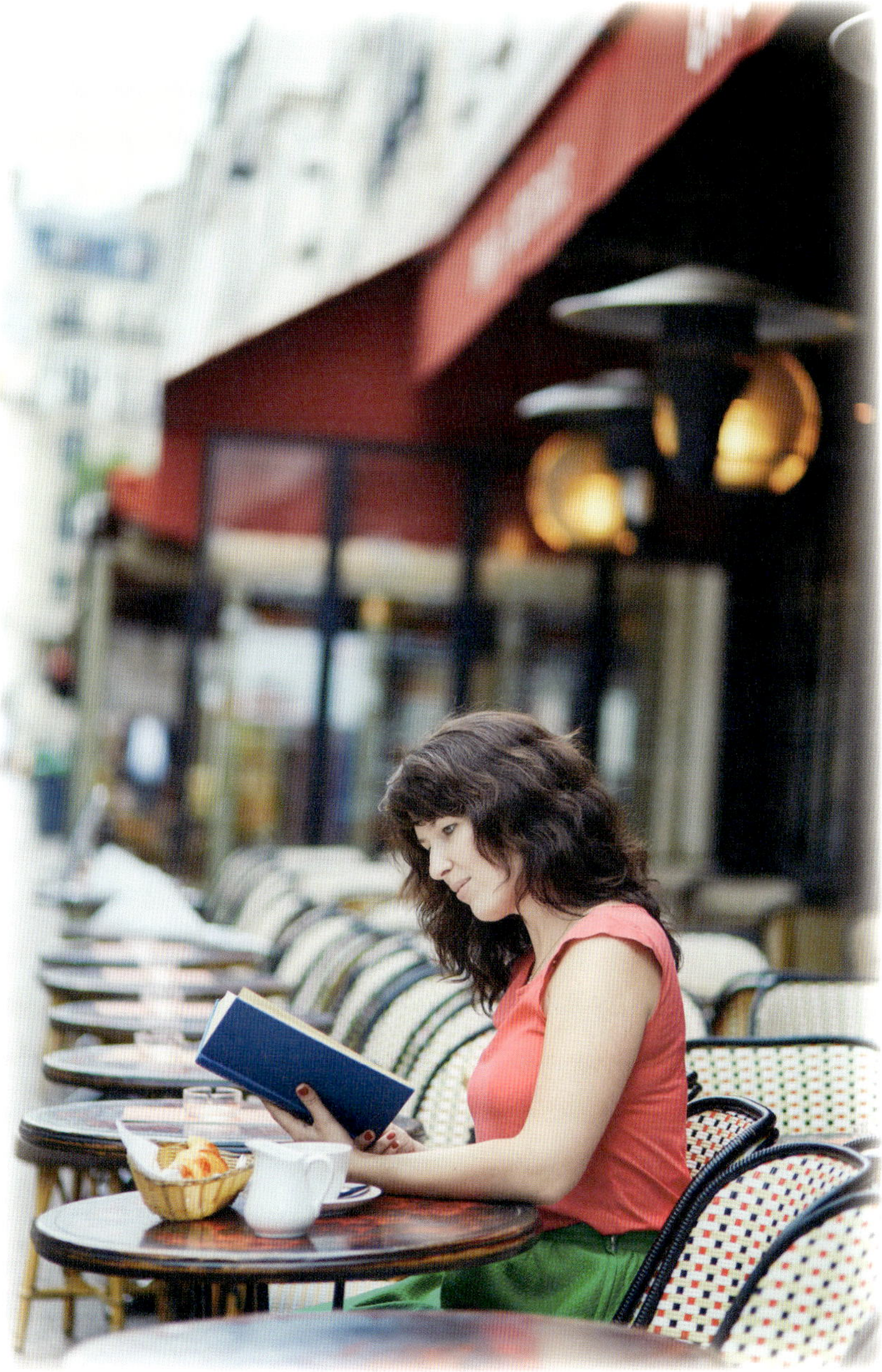

そのために美容の場における美はつきつめた究極の美や観念の美ではなく、いろとりどりのバラエティ・十人十色のさまざまな個性をめざすものだという人もいる。

人間の〈姿・形〉に固定的な美はなく、人の選択する好みの方向にちらばって均衡と調和を図ればよいとする考え方である。

私もそうした考え方に「美の自由」と言うものを見る。そして、「美が自由なものである」という発想は一人ひとりの市民の生き方を尊重した

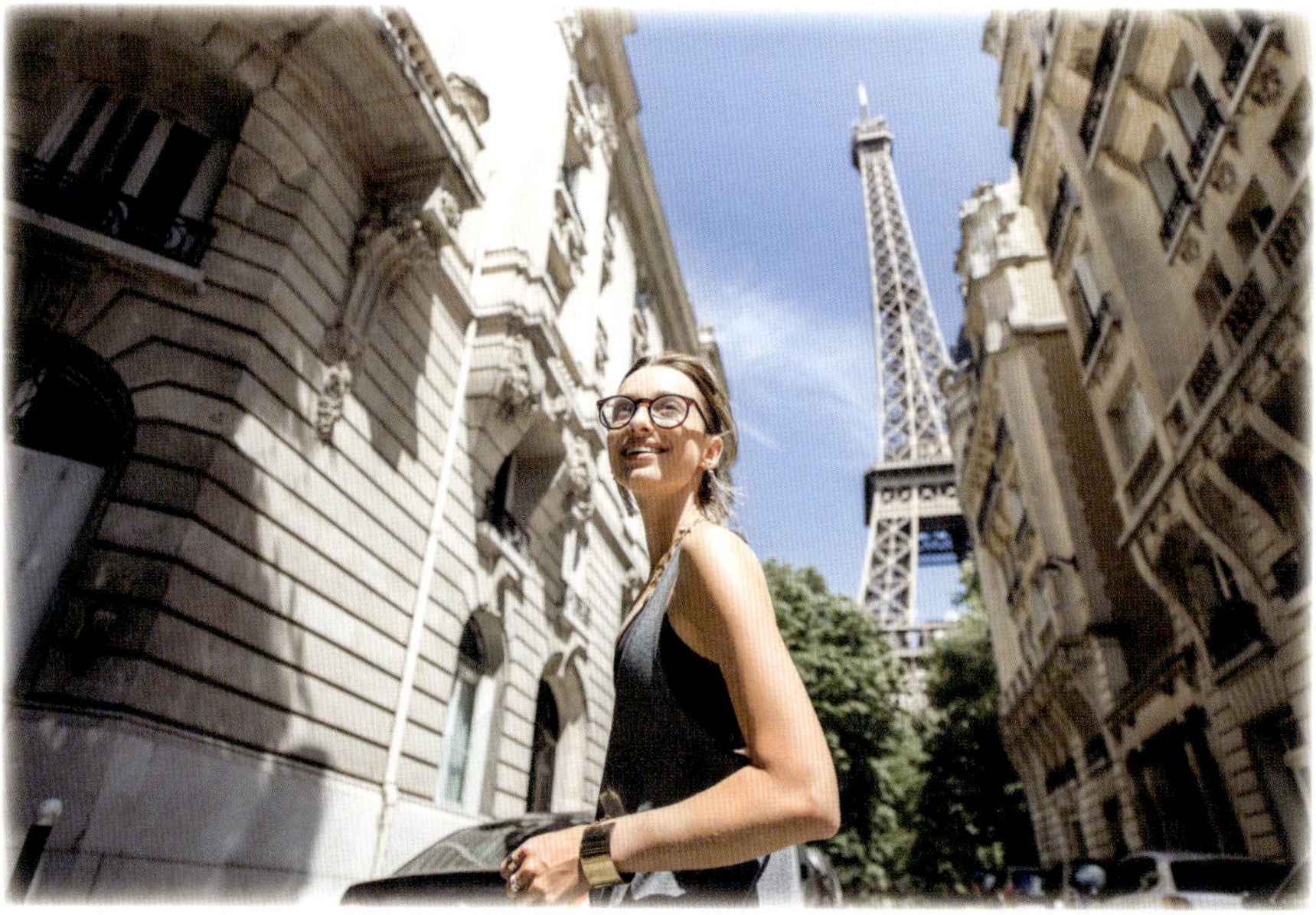

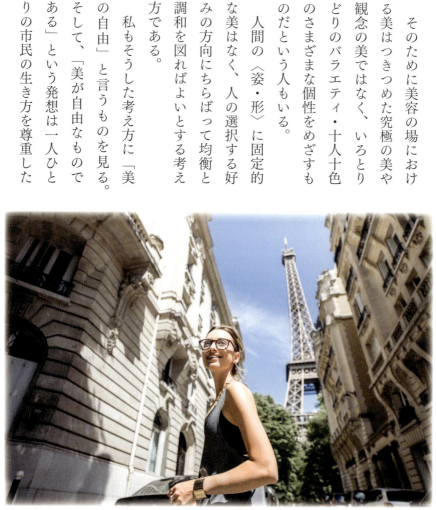

いかにも現代的な個人主義から生まれたものだと思っている。

〝美〟はそれ自体として固定的な権威や効果としてあるのではなく、だれの目にも映り、その人を快さとして癒すことができる自然な生命力としてあるものなのだ。

〝美〟はそれにふれた人の内部に歓喜を与える個性のかがやきとしてあればよい。個性というもの、すなわち一人ひとりの人生は動くものだから、「美は動くものだ」と言ってもよいだろう。少なくとも私は固定的なものに対しては〝美〟とは反対の「退廃」を感じている。

そういう意味で、われわれ美容外科医にとっての〝美〟はあくまでも現場の考え方であり、そこで出会う一人ひとりのさまざまな悩みと憧れを抱いた「美しい女性たち」のことである。それは、「美」は美しさを癒しとして受け止める人の目に映り、心を動かし、その内部に歓喜とかがやきを与える生命の源でもある。

こうした別の観点、美の効用とイメージの広がりについても、われわれ美容外科医は知っておかなければならないだろう。

〝彼女の美〟が虚構として花ひらくとき

イギリスには《魅力は永遠、美しさはひととき！》というおもしろい言葉がある。

あるいは、《うろこ雲と女の美しさは長くは続かない》と言う古くからの西洋のことわざもある。これらの言葉の意味することは、〝美しさ〟は移ろいやすいものだが、人の〝魅力〟は日々変わらぬものだ、ということである。

〝女性美〟についてはいろいろな形で言われているが、それらに共通した普遍的な見方は、〝美〟は外見（外観）の造形から生じるものだけではなく、心の美しさややさしさから発される内面（内観）の魅力によって得られる両面の調和なのである。

たとえば、もし、誰かの顔が自分の好みに合っていたとすると、その顔や身体や人間性まで好意を持つに至る、という体験は誰でもあるだろう。

その場合、〝美〟の対象となった人は、外見的・外観的な印象に留まらず、さまざまな面で魅力を放ち、内観と一体となって、より大きな存在となって魅力が増幅される可能性がある。

わかりやすい具体例をあげると、図3－1のように、「ある女性が通りかかり、一人の男性と出合った」としてみよう。

そのとき、彼女を見かけた男性の目に（彼女が美しい…）と感じられれば「彼女は美しい」、その男性の目に(美しい女性として映っていない)のであれば、「彼女は美しくない」のだ。

どういうことかというと、つまり、うつろいやすく多様な〝美〟は万人誰しもを喜ばせるものとは限らないということである。

〝美〟は彼が彼女の美しさに歓喜したときにこそ、そこに降臨し、かがやきあふれるからだ。

こうした場合を考えてみると、〝美〟とは、「現実的存在」であるとともに「幻想的存在」とする見方もできるだろうと思う。

あるいは「現実の存在」がかきたてる「虚構の世界」ということである。

見知らぬ男性と女性がビーチですれちがう。そのとき、お互いは自分の魅力をアピールし、肉体的欠点をカバーしようとする。

しかし、すれちがったあとでは、ふたりの一瞬の緊張は解かれ、元の状態に戻ってしまう。

こうした極端なケースを示さなくても、〝美〟は目に映るだけのものではなく、それを超えて、心に反映されるものであり、受け手の心の中で結ばれ、つくられる虚構である、といってもよいだろう。

古代エジプトに生まれた美女クレオ・パトラや、フランスの美人女流作家ジョルージュ・サンド、フランス王ルイ14世の愛妾ルイス・デ・ラ・バリエ、古代ローマ帝国の女帝セオドラらは、いずれもその美貌たるが故に歴史上の人物として知られた存在だが、実際には彼女たちの顔の造作そのものは「絶世」と言われるほどには美しくはなかった、という説がある。

これは絶対あり得る、おもしろい話である。

彼女たち伝説の美女は、顔や姿かたち以上に、何に

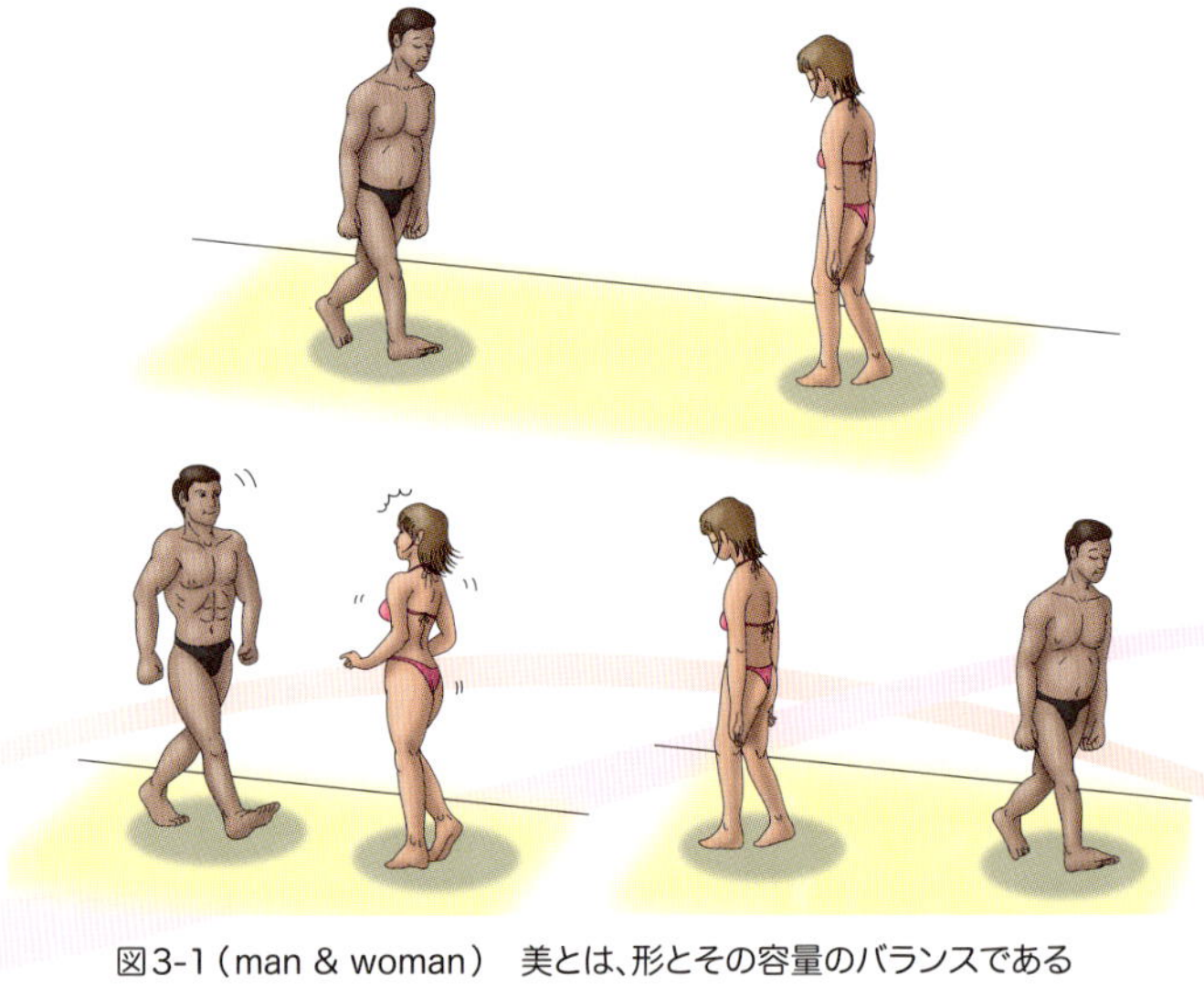

図3-1（man & woman）　美とは、形とその容量のバランスである

も代えがたい魅力を周囲に放ち、近寄りがたい大きな存在となっていた、という栄光の背景は同時に〝美の真実〟を語る証左にもなっている。

ところで、アメリカの社会学者フランクリンは、「女性の美しさ」は、性的魅力によって判断される比重が大きいとも発言しているが、現在ではこうした見方は広く共感を呼ぶ一般的な意見でもあろう。

したがって女性美を判断するにあたっては、前述した美の概念、すなわちバランスのよい顔や体のみならず、潜在的な性的魅力が備わっていることも付け加えておきたい。

官能・エロティシズムは、現代に生きるわれわれの内なる生命を呼び覚まし、高揚させ、〝美〟の評価に多大な影響を及ぼすものとして認識されるべきだろう。

ともあれ、〝美〟は多様で複雑な側面を持ち、さまざまな謎を秘めながら、かつ氷山のようにその一部が視界に現れているに過ぎない、と考えて差し支えない。

さて、ここまでふれた「美」の概念についてあらためて整理して見直しておこう。「美しさ」を充たすためには次のような五つのポイントが考えられる。

●「美しさ」を充たす5つのポイント

(1)美の認識は文化やその人の感性によっても大きく異なる。

(2)美は絶対的な形、バランスのみで決定されるわけではない。

(3)性格、容姿、個性、内面的美しさ、性的魅力がそれを見る人に多大な喜びを与えるとそれ自体が美として認識される。

(4)美は目が判断するのみならず、魂や心がそれを判断するものである。

(5)今日の経験が将来に影響を及ぼすように、過去の記憶は心に影響を与え、判断の基礎となっている。

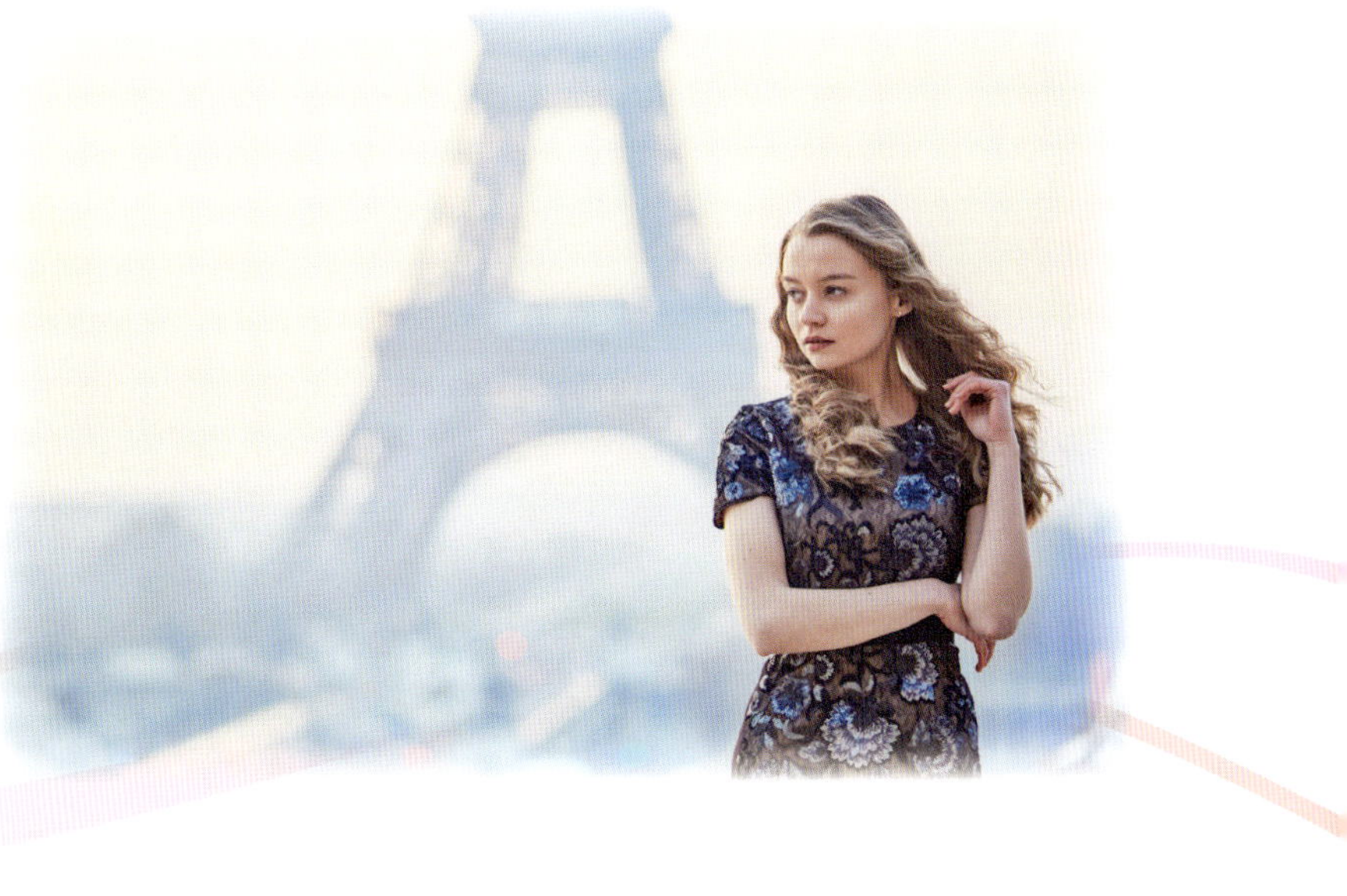

〝美しさ〟と〝可愛らしさ〟の秘密

コンラッド・ローレンツは、行動科学の進化決定についての業績により、「ノーベル医学・生理学賞（1973年）」を受賞した科学者であるが、彼の発言は「美」についてのさまざまな見識・ヒントを与えてくれる。

ローレンツは、『動物と人間の行動』という著書の中で、人間と動物の母性本能の存在を示している（図3－2）。

図の左列の動物、子どもや子ウサギや子犬や小鳥たちの頭のかたちはかわいらしい印象を与える。しかし右列の成人した大人やウサギ、猟犬、野鳥な

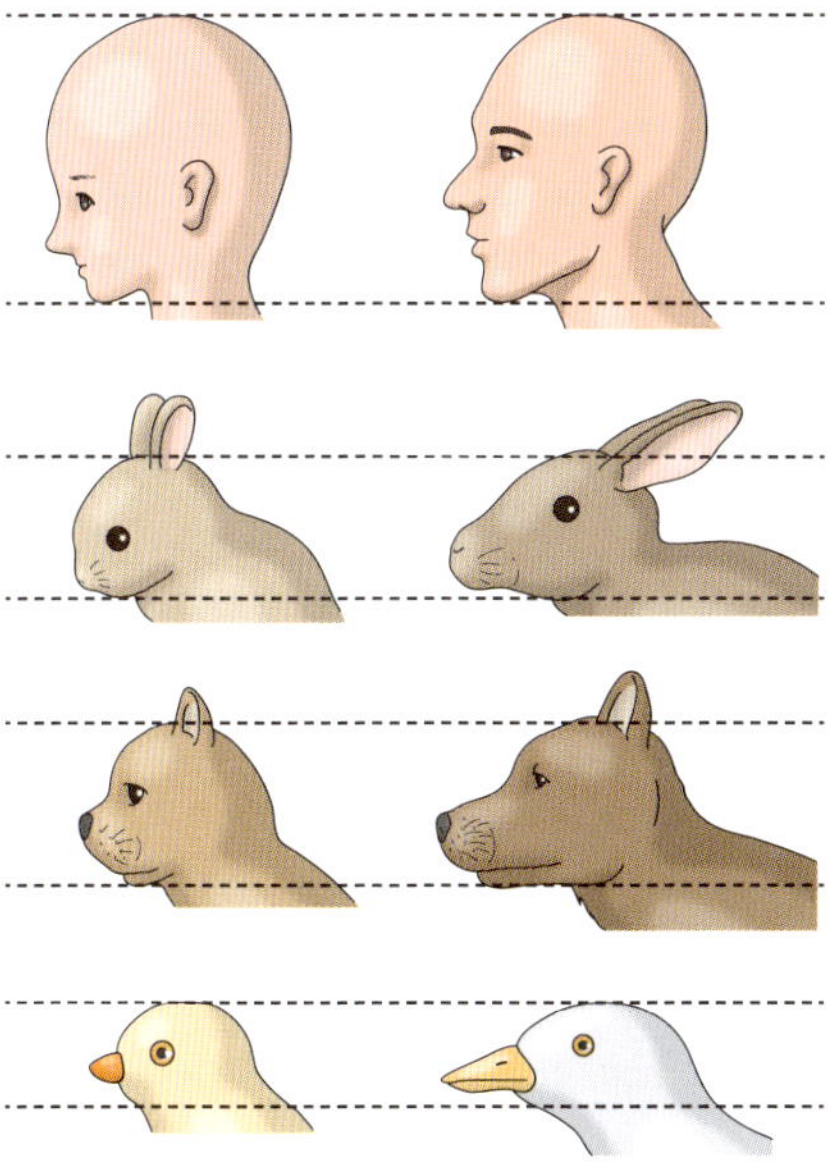

図3-2

どは幼児にとって小さいものをいたわるような感情をもたらすことはない。

オーストリアの動物行動学者のコンラート・ローレンツが、「これらの図のどちら側が好き」についてテストをしたところ、すべての回答者が子どもの図の方が好きと判断したと言う。

このテストからローレンツは、「美は感情そのものであり、この感情は弱者を守るというわれわれに備わった本能」だという興味深い見解を示している。子供に特有の大きな頭、大きい額、その下にある大きな目、ふっくらとした頬、短い手足、柔軟性、ぎこちない動きなどは、すべて「可愛らしさ」の象徴である。

それらの細部のいちいちは、お人形さんや動物のぬいぐるみなどにも見られる特徴だろう。

図3－2の左列が「可愛らしさ」を象徴するのに対して、右列の大人のイラストは保護本能を呼び起こさない。結論は明らかで、子供の顔が基礎となって大人の顔が形成されているが、子供らしい特徴のある顔ほど「魅力的」なのである。

すべての人が、本能的に子供の顔に魅力を感じる。こういった幼い特徴を見ると、われわれは「保護したり、守ってあげたい…」という気持ちが自然に呼び起こされる。

そうした傾向は人間にのみ限ったことではなく、動物にも認められると言う。ローレンツは大人の動物が子供を守るのは、子供が発する外見的特徴、音、臭いなどにより保護本能をくすぐられるからだと言っている。それは人間にもあてはまり、これらの条件は保護、同情、優しさを誘発させる動機となっている。

繰り返し述べるが、幼い子供の場合は「丸みと膨らみ」という可愛らしさの特徴がある。

具体的には丸みを帯びた額、ふっくらとした頬、小さくてやや上向きかげんの鼻などで、これらはすべて幼児の特徴で保護本能を呼び起こすものである。また童顔は「純真、誠実、正直、弱さ」を感じさせる。

一方、右列の大人の顔はこういった保護本能を呼び起こさない。幼児から成人になると頭は平坦化し、額は後退、鼻は長くなり、頬はこけて、幼児が持っていたすべての特徴は失われる。

そういった顔を見てもわれわれの保護本能はまったく刺激されない。成長した動物でも同様で、図3－2に示された左右列の比較は驚きである。

デザイナーや画家、そして漫画家たちはこうした顔の特性を熟知しており、見る者の心を動かすためにはそうした傾向をあえて誇張して描くことが多い。たとえば可愛らしさを強調するときは故意に頭を大きく、額を丸く、そして頬をふっくらと、そして手足を短く描いたりする（図3-3）。

コンラッド・ローレンツは読者のこころにふれるためにこのような作品を描きつづけた。それらのマンガには幼児や動物の特性と言ったものの特徴が強調されている。その特徴は、頭が標準よりも大きく、額も丸みをおびている。頬はふくらみ、手足は短い。

図3-4の真ん中の男性の場合は、成長するにつれて幼児の丸っこい曲線を帯びた顔

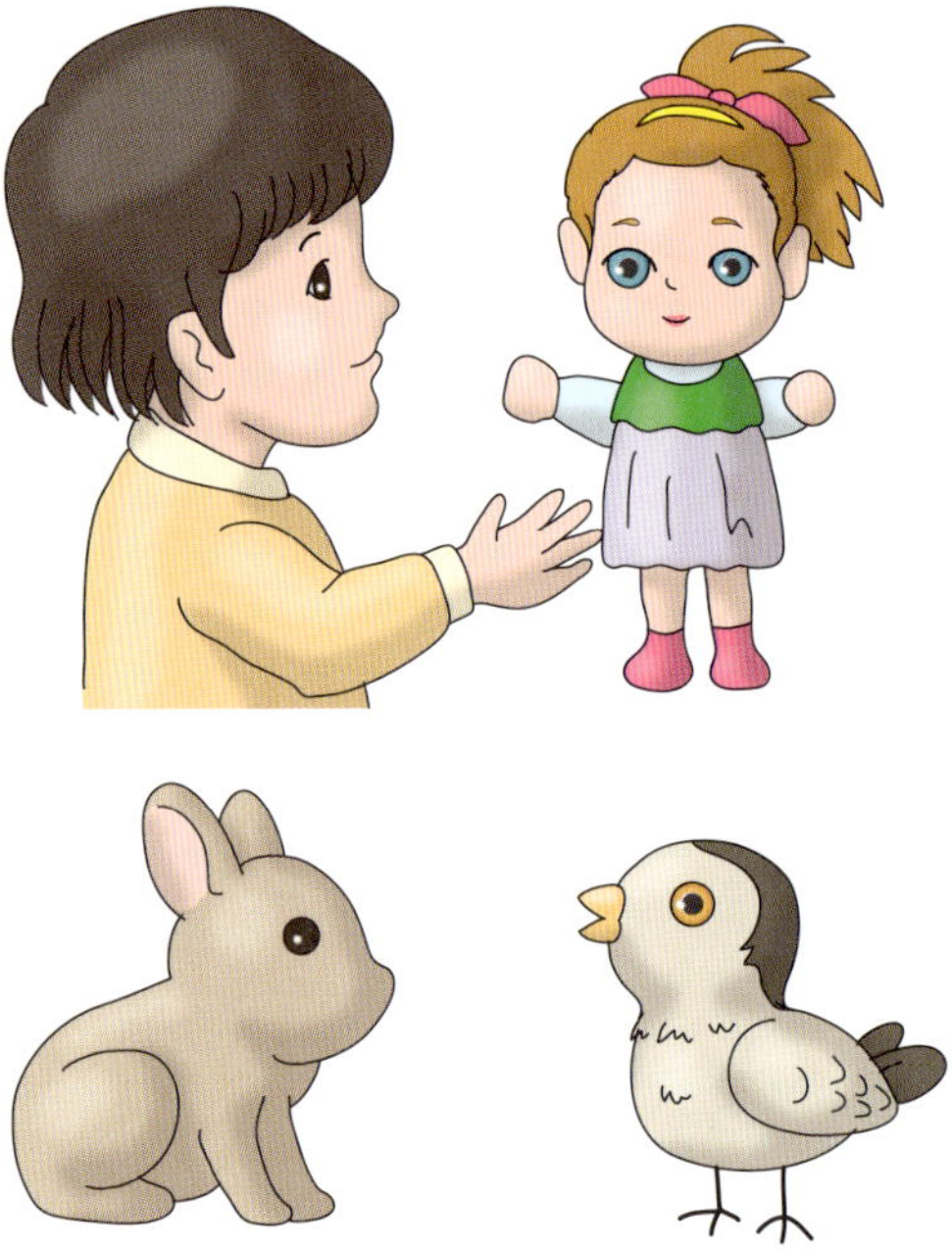

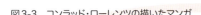

図3-3　コンラッド・ローレンツの描いたマンガ

立ちから、角ばった顔立ちに変化する。上の子どもの場合は、顔立ちが幼児特有の丸みをおびている。下の女性の場合は、幼少期の丸みのある曲線的な輪郭を維持している。

ところで、成人男性の場合はこうした幼児特有の輪郭を失ってしまうが、女性の場合はそれを保持することができる。（図3-4）。

そのため有能な美容外科医は、美しさに必要な幼児的な外見特性を最適化するよう治療する。それは人々の目を引く〝子供っぽさ〟であり、〝愛らしさ〟であり、「柔らかさ、丸さ、優しさ」などである。

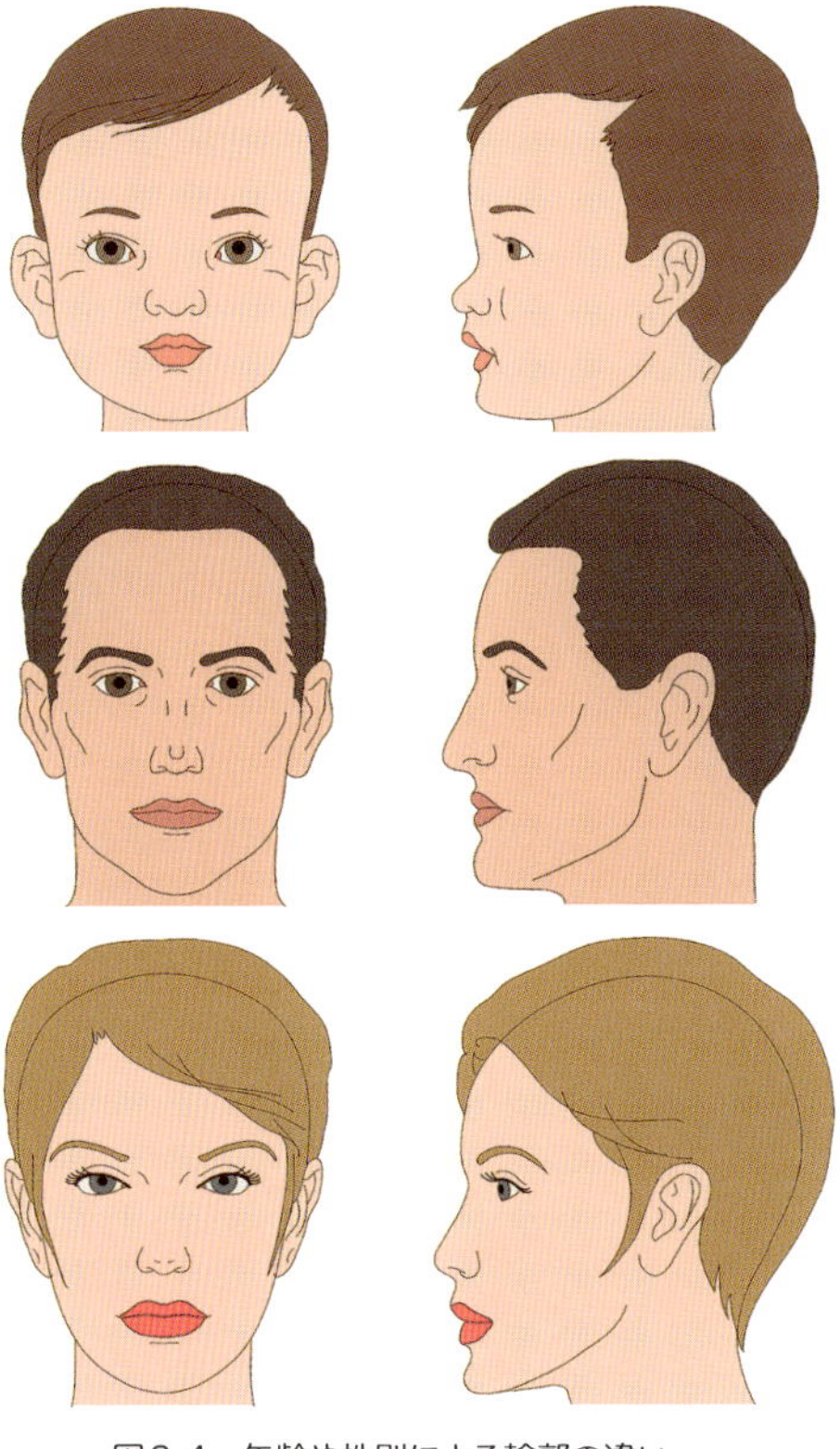

図3-4　年齢や性別による輪郭の違い

〝美へのあこがれ〟をかきたてる人たち

これまで述べたように、成人の顔で「可愛らしさ」の印象を与える基盤は、幼児のもつ特性に伺えるが、幼さの外見的な特徴ばかりでなく、動きのある表情も美しさには重要な要件である。

そうした表情を作り、他人の関心を引くこともできるからだ。他人を喜ばせたり感動させたりするのに、動きのある表情がいかに有用かを知って成功した人もたくさん思い浮かぶだろう。

たとえば歴代の映画スター、ブリジッド・バルドー、マリリン・モンロー、オードリー・ヘップバーンなどは、子供の「可愛らしさ」をうまく活かしたので、幅広い人気を獲得することができたと考えられる。

マリリン・モンローは、まるでお化粧の方法を知らない小さな少女の印象を与えるため、故意に失敗したような化粧を施していたという伝説がある。

　また、遊んだばかりの少女を想い起こさせるような乱れた髪型を故意に作り出すため、長時間美容院で費やしたとも言われている。

　秩序のアンバランスや調和の破綻としてある「可愛らしさ」は、それゆえに、男性が女性に感じる「美」へのあこがれを掻きたてるもの、「美しさ」の代役であり化身なのである。

　もし女性が子供っぽさを失い、逆に男性を支配しようとすれば、男性は女性に対する保護本能を感じず、妻や恋人よりも母親を思い出すだろう。女性は美しさに対する関心が男性より高いので、彼女たちは意識的、無意識的にも子供っぽさを態度に表

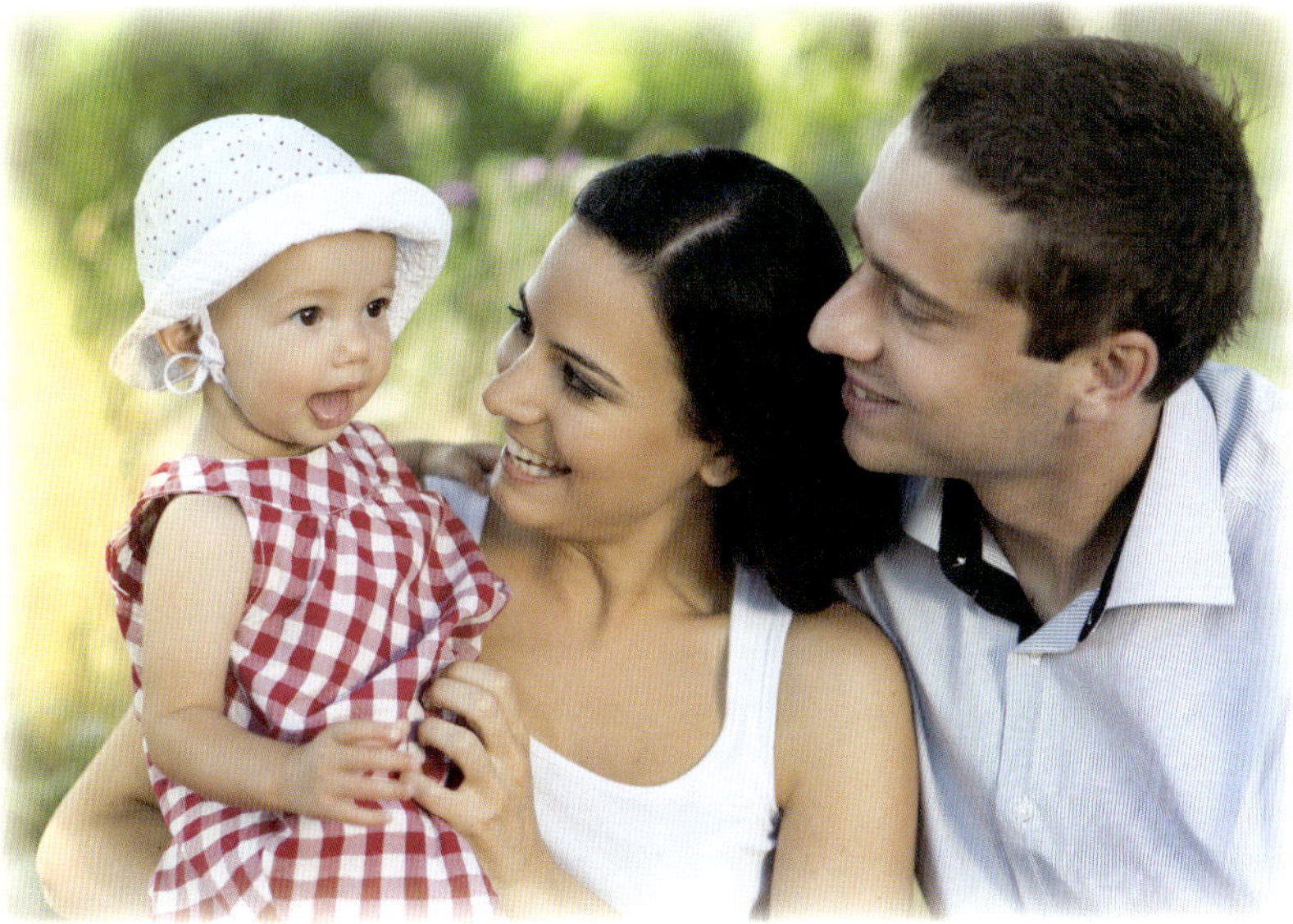

すのである。

それは「弱さ、もろさ、無垢、ナイーブさ、無知、感情的、不機嫌さ、感嘆、好奇心」であり、〈可愛らしさ〉〈愛らしさ〉の変奏曲である。

女性はその〝か弱さ〟を最大の武器として活用し、保護本能を呼び起こさせようとするのである。女性にとって最大の強みは〈弱く見せかけること〉に他ならない。女性たちの「作られた弱み」は、男性の心に直接的に訴えかける常套手段である。

ナポレオンは、女性の最大の武器は、「化粧と涙である」と言っている。

化粧の価値については後述するとして、涙とは先ほど述べた女性の「か弱さの象徴」に他ならない。それ故に、いかに子供っぽさが注目を引くかがわかるだろう。

それを掻きたてるアクセントは、たとえば「そばかす、紅色の頬、紅潮した顔色、長い睫毛、金髪の巻き髪、膨らんだ頬、形が良くふっくらとした唇など」である。

男性の場合は、女性のように幼さを最大限に活用する必要はないが、それでも女性たちの人気の的となった**クラーク・ゲーブル**、**ゲーリー・クーパー**などの二枚目スターたち、レオナルド・デカプリオのような男優たちは毎日ヒゲを剃り、子供っぽさを醸し出そうとする。

男性にもこういった幼さを感じさせる要素があった方が、女性の関心を引くのである。

もちろん、男性の場合、子供っぽさの全ての要素が必要なわけではなく、一つでもあればよいわけである。

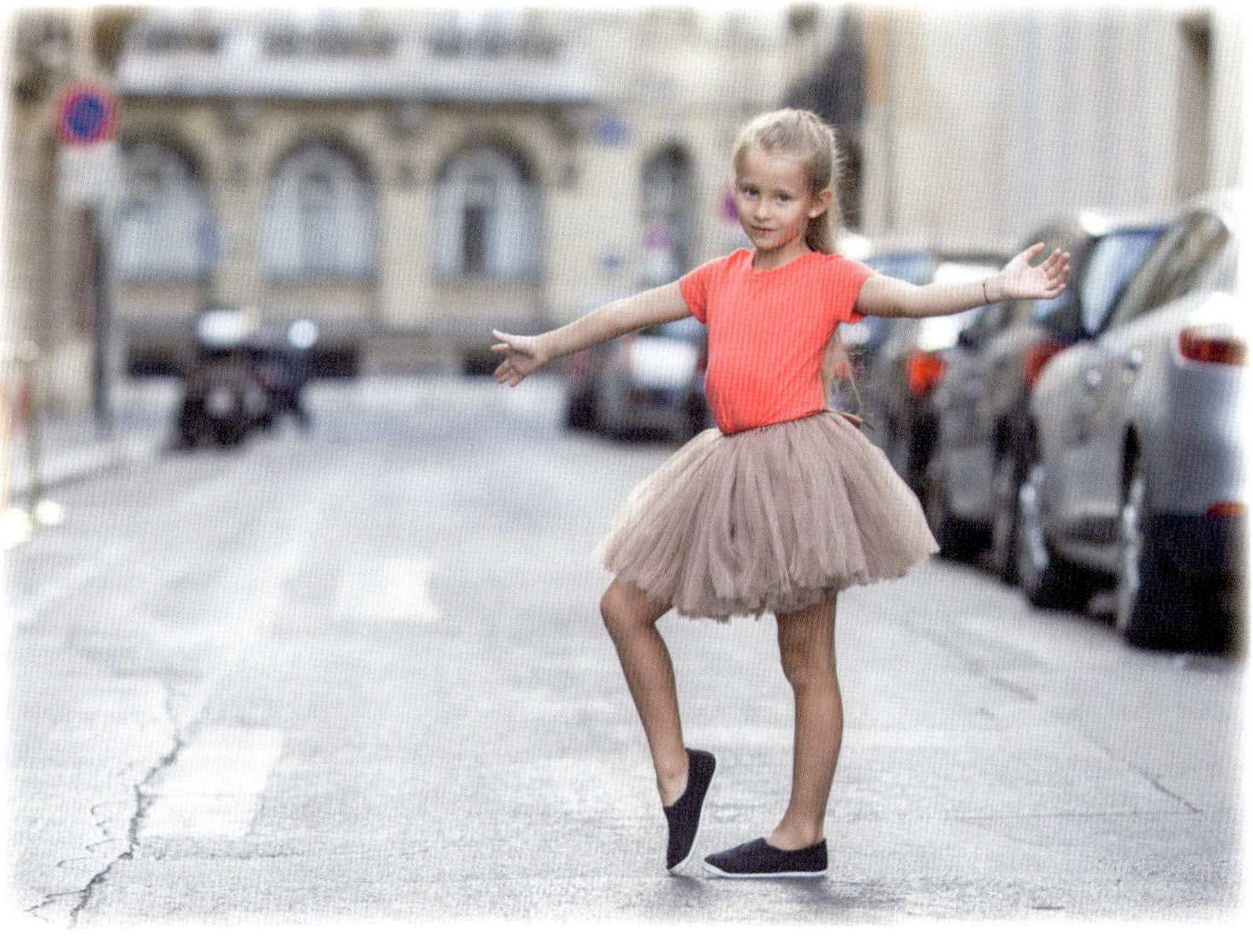

〝美しくなろうとする欲望〟をめぐって

人は誰しもが子供っぽい表情や〝あどけなさ〟を有しているが、もし自分が、子供っぽさやあどけなさが不足していると思っている人は、美容外科的方法を用いると「取得可能」である。

長い間、〝美〟は、特にそれはヨーロッパにおいて、必ずしも自然現象ではなく、文化的なものであった。人間はより美しくなることを求め、〝美〟は男性よりも女性にとってより重要なものであった。(男性はむしろ力や権力に惹かれた。)

そこで女性は美しさと魅力をさまざまな装飾品でより高めようと模索したのである。

具体的には、お化粧、眼鏡、つけまつげ、イヤリング、髪型、ハイライト、唇周囲、瞼、眉毛への入れ墨（入れ墨という言葉は女性には使うべきではなく、むしろ半永久的な自然色素の注入とでも呼ぶべきだろう）、帽子、ネックレス、目に見えない装飾品である香水等である。

また、美の専門家たちは、ルックス上の欠点を補うため、さらに現代的な装飾品を研究している。モダンな眼鏡の厚い柄は目尻のしわを隠したり、鼻の高さを調節するブリッジは、短い鼻を長く見せることも可能である。もしくはブリッジを低くすると長い鼻を短く見せることもできる。

こうした「美」をめぐる数々の戦略は、時には控え目に、あるいは十分過ぎるほど華やかにマスコミ誌上を賑わせてきたが、古いことわざはこのことを見通したかのように次のようにまとめている。

「美の30％は自然から成るが、残りの70％は装飾品から成る」と。

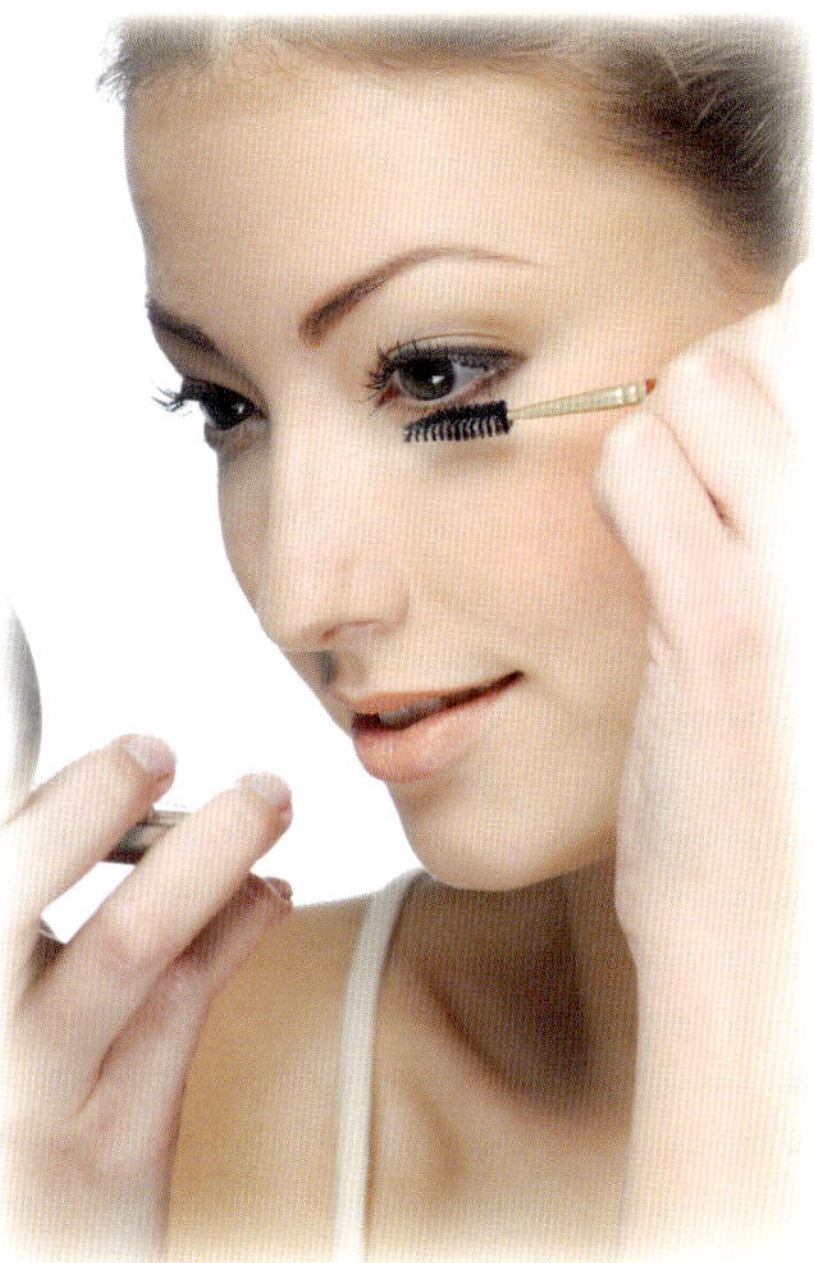

装飾品を用いる人の欠点は、もはやそれなしで若いとか美しいと見なされないことだろう。しかし「美しくなろうとする欲望」は、女性が仕掛ける男性への「罠」ではない。それは社会や家族によりよく受け入れてもらおうとする「願望」であり、女性にとって「美しさ」は理想の追究でもあり、さらにいえば生きることそのものでもある。

女優シャロン・ストーンは記者会見の席で、

「私は決して自分を絶世の美人だとは思っていない。むしろ偉大な手品師だと思っている」

と述べたことがある。

また、黒人の美人として著名なタイラ・バンクスは、

「私は醜くはないがこの美しさは全部〝つくりモノ〟です」

とユーモアをまじえて大胆発言をしている。もちろんそのユーモアも、彼女自身の魅力を引き立てているだろう。

〝美の歴史〟はいつの世も、作られたもの、飾り物やお化粧とは無縁ではない。より美しい顔への願望。あるいは若々しい要素の強調として古くから化粧によって施されてきた。口紅は代謝のよい子供のような真っ赤な色を使うべき

であり、頬紅はバラ色の頬とし、パウダーは色白でビロードのような若い肌に見せなければいけない。これがイギリスの人間行動学の権威であるデスモンド・モリスが名づけた「過刺激」である。

しかし、化粧は間違った使い方をすると、「美」を損なう場合もあるため、女性の味方にも、敵にもなる両面がある。ある民俗学者の著書には、魔女たちが具合の悪い病に陥った人たちの顔にお化粧をして、共に暮らす人たちに無駄にショックを与えないようにしたという古くからの使用方法が紹介されている。

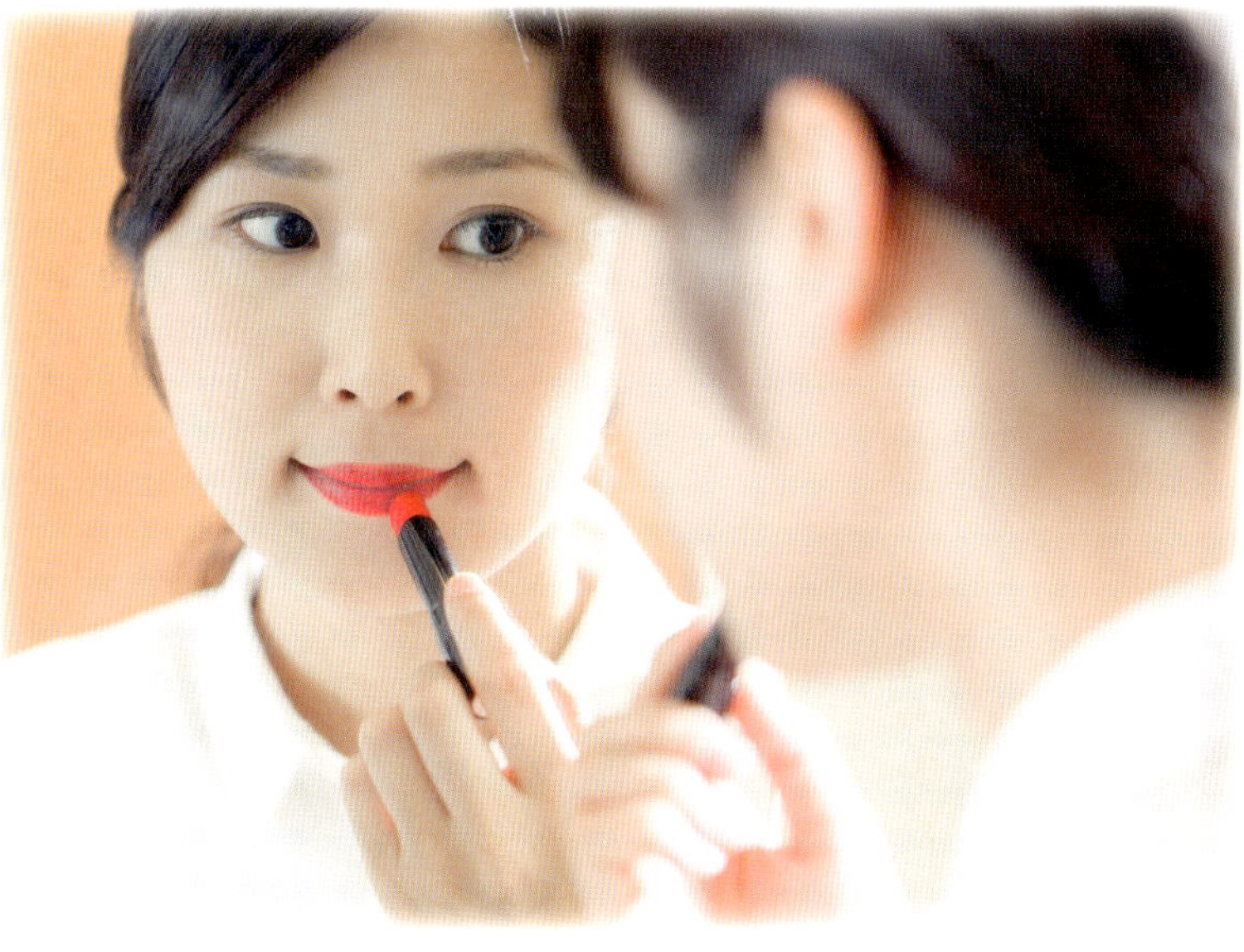

――目立つメリット、目立たないメリット

可愛らしさの元である「子供っぽさ・あどけなさ」について話を戻そう。

たとえば、美しくなることは〝高価〟になることだ。それは自身の価値を高めようということで、昔から美しい人のことを男性の憧れとして〝高嶺の花〟と呼んだりしたけれど、この数十年の時の流れは、人から讃えられる美から自らレベルアップする美へと変わって来ている。ここへ来る女性たちも、美しさの実現は自分の生き方の問題だとわかってきている。彼女たちはもともと与えられた物や、現実社会には満足できない故に、自分たちを喜ばせる唯一の手段として、美容外科手術を求め、より美しくなることを願うからだ。

ある種の人は、物が潤っているときやお金が儲かっているときに子供っぽい顔を見せると言われている。

また、子供の乞食は大人の乞食よりも〝もらいが多い〟というのも周知の事

実だ。さらに言うならば、子供っぽい表情を見せつける戦略は、貧困や不幸との戦いで国が予算を増やそうとする際に、大衆の面前でその運動を煽り立てる人々にも利用されたことがある。

ウォルト・ディズニーの映画では、小さく弱そうな動物を用いて観客をうっとりさせることが多い。彼の作品ではいつも子ねずみ、子犬、子鹿などが登場し、大人の動物は主役にならない。

そして、図3－5のように野生動物（左側）は、人間に飼育されることによって右側のように手足が退化して短くなり、恐怖や敵意の喪失とともに〝愛嬌〟があらわれる。

これは人間の歴史においても事情は同じである。すなわち、原始的な狩猟や農耕の場を離れ、都市の生活形態に身を置くことにより恐怖と攻撃性が弱まり、それまでになかった〝やさしさと愛らしさ〟

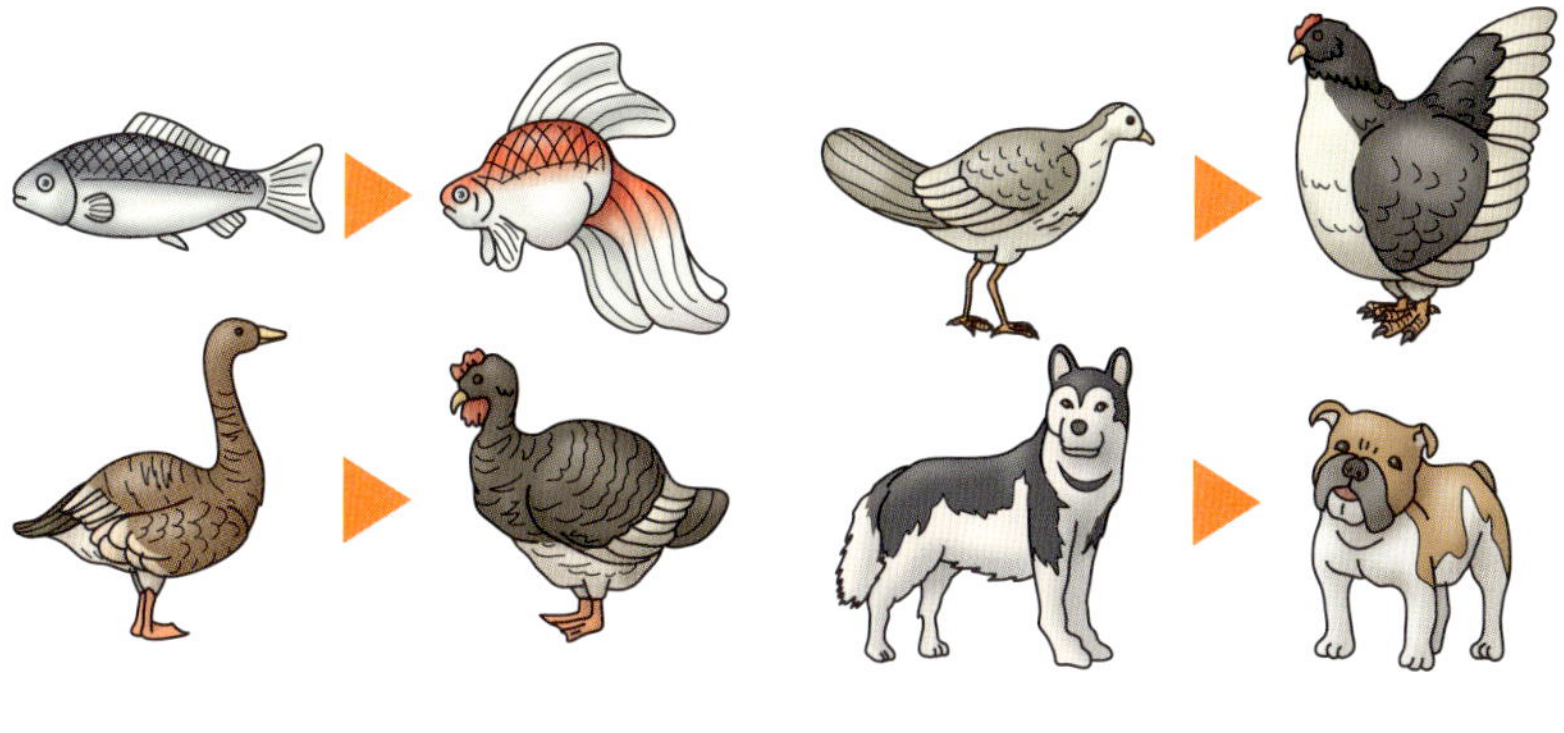

図3-5　野生動物と家畜動物の違い
上図の野生の生きものたちは、家畜化され、人間との生活に馴れるにしたがって、変化が生まれ、右隣りのように愛嬌をおびた姿へと変貌していく。

が身体の表層にあらわれてくる。

そうした〝愛嬌〟は、「丸みを帯びた外見の変化」として描かれる。

『星の王子さま』の著者サン・テグジュペリは次のように語ったことがある。

「何事においても、最終的な判断をするのは心であり、目ではない」

また、体に欠陥のある場合も、保護本能を呼び起こすだろう。

例をあげるなら、ある人の目がとても美しく、鼻が平均的なのであれば、目をできるだけ美しく飾ることで、鼻は目立たなくなる。

これはある美容家のアドバイスであるが、どのようにすると顔がさらに美しくなるかをきちんと理解している。

同様にして、図3-6のミュラー・リヤーの錯

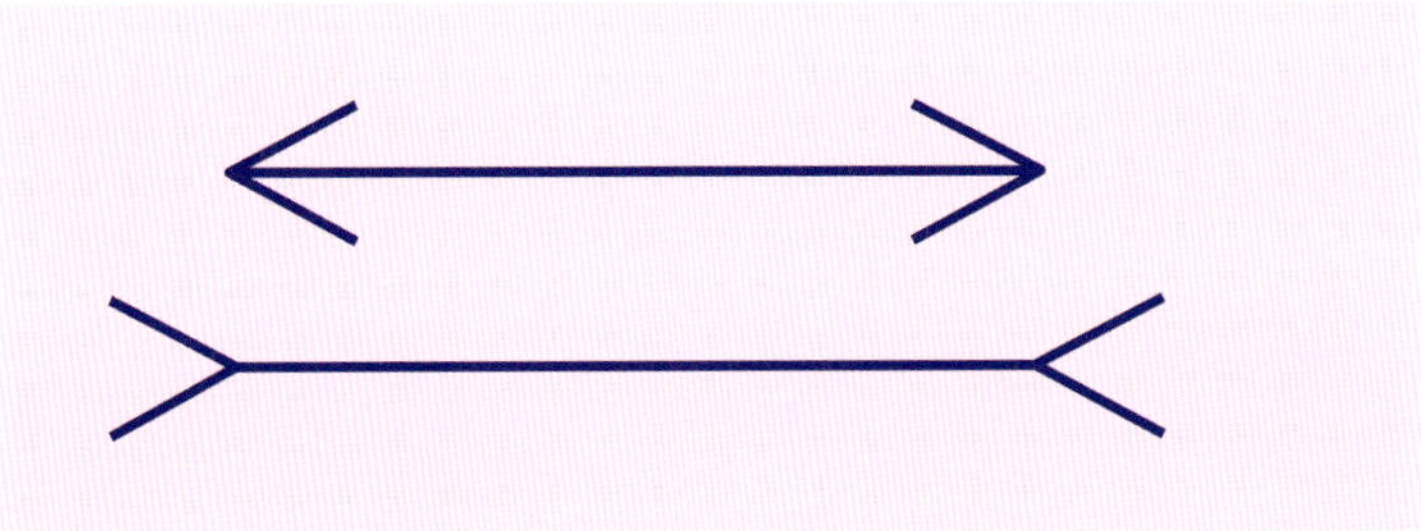

図3-6　ミュラー・リヤーの錯覚
図中の上にある矢印の直線は、下の矢印よりも短く見えるが、同じ長さである。矢印が外側を向いている場合は、目の錯覚によって、内側に矢印が向いたものより、直線の長さが短く感じられる。

覚（同じ長さの直線が違う向きの矢印がその両端についていることで、長さが異なるように見える錯覚）を知らない美容家でも、メイクアップを目の内側角に行って、目と目を近く見せたり、逆に目の外側角にメイクアップを行い、距離が離れているように見せかけることができる。

これは長い顔や広い顔の頬骨にメイクアップを行い、顔を短く見せたり、狭く見せたりするのと同様である。また口紅でも唇を短く見せたり、長く見せたりもできる。

〝人生の喜び〟をすべて終えてしまったあとも

もし医学が、人生に時間を与えてくれるのであれば、美容外科医療は人生に美を与えるだろう、と言った人がいる。

美とファッションは、われわれ自身を表現したり、新しいアクセントや流行を創出したいという欲求のあらわれである。

〝美〟に対する崇拝は東西の共通文化であり、しかも、人間だけが自然の運命の受け入れを拒み、〝美〟への不満を持ち続ける生き物なのだ。

美への渇きは、その人をより美しくありたいと駆り立て、その実現は生活の質を向上させ、人間の寿命を大幅に延ばしてもいるが、人はそれだけで満足せず、「もっと美しくありたい……」という願望、美への渇きとあこがれは尽きることはない。

ココ・シャネルは言っている、

「皆が周知の如く、美は永遠ではない。だが、同様に美に年齢はない。ある人は20歳のときにとても美しい。しかし、40歳を越えて美しさに磨《みが》きがかかる女性も少なくないだろう。何歳になっても、われわれが魅力的であり続けることは決して不可能なことではない」。

また、その一方で「女性に一番必要なのは喜びだが、時間の経過とともにそれは次第に困難になる」と言う人もいる。

美の専門家たちのこうした発言は、私にある年老いた女性がフェイスリフト手術を希望して来院して来たときのことを思い出させる。この治療の説明をしていたとき、彼女は静かに次のように語った。

「人生の喜びを全て終えてしまったときでも、人は不快な表情をしていることはできないわ」

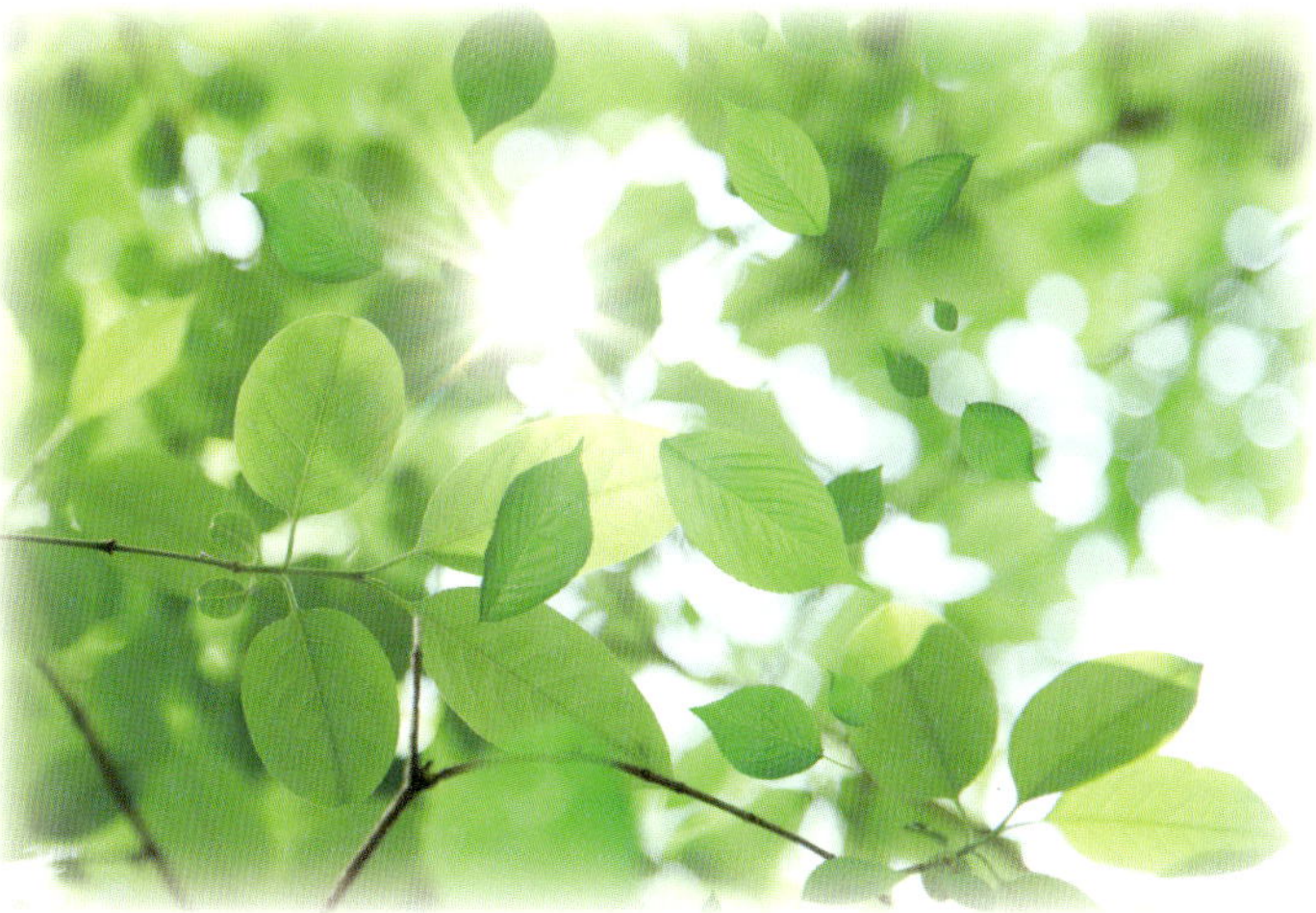

と。

木々たちはどれほど老木となり年輪を重ねても、春になれば美しい芽をふき青葉若葉の囁《ささや》きが風にそよぎ、永遠のいのちをわれわれに無数に語りかけるだろう。

人々が抱く美へのこだわり、輝き続けることへの執着は、そのまま、明日への希望とエネルギー、人生の理想の実現と深まりの別名なのである。

コンラッド・ローレンツはまた、「すべての人々は子供を愛し、保護したいと願っている。これはわれわれに備わった本能だ」とも言う。

〝美〟はそれを求める人の目の中に、心の中に映っている。この真実について、セオドア・ゴイターは「賞賛は心で愛すること、愛することは感情で賞賛することだ」と表現している。

誰かがより愛されるために美しくなりたいと願うことを非難できるだろうか？　この理論に間違いはないはずである。

——美容外科医はこうした人々の想いと真実に答えるために、できうるかぎりにおいて、生命の若々しい特徴を手術の中でつくり出し呼び戻さなければならないだろう。

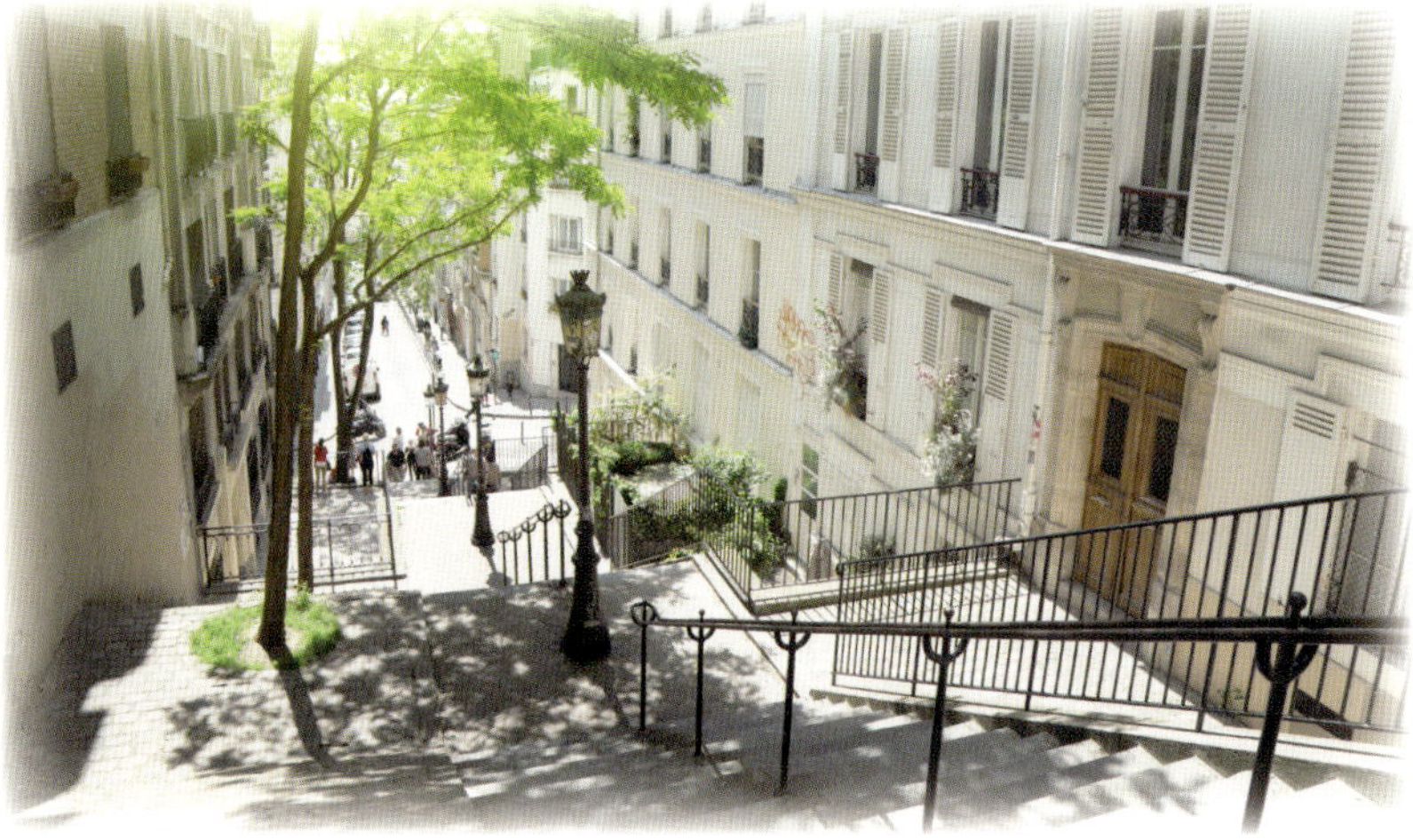

■参考文献

1）W. J. ビショップ。（川満富裕訳）外科の歴史。時空出版、2005。

2）Hamra ST1。 Arcus marginalis release and orbital fat preservation in midface rejuvenation. Plast Reconstr Surg.1995 Aug; 96（2）: 354-62。

3）久保隆之。経結膜的下眼瞼形成術の治療成績。日本美容外科学会雑誌、2013；49巻2号157-164。

4）梅澤文雄。美しくする医学。主婦と生活社、1979；47-61。

5）梅澤文彦。梅澤文雄追想録。浅川印刷社、1989；13-27。

6）久保隆之。アンチ・エイジング医療の歴史的背景とその実際。日本美容外科学会雑誌2002；39巻2号29-35。

7）Pierre Fournie。 The Lorenz theory of beauty、Jounal of Cosmetic Dermatology、2002；1：131-136。

第4章

“アンチ・アンチエイジング”よ、永遠に!

●心の底から〈キレイ〉があらわれるのはだれ…?

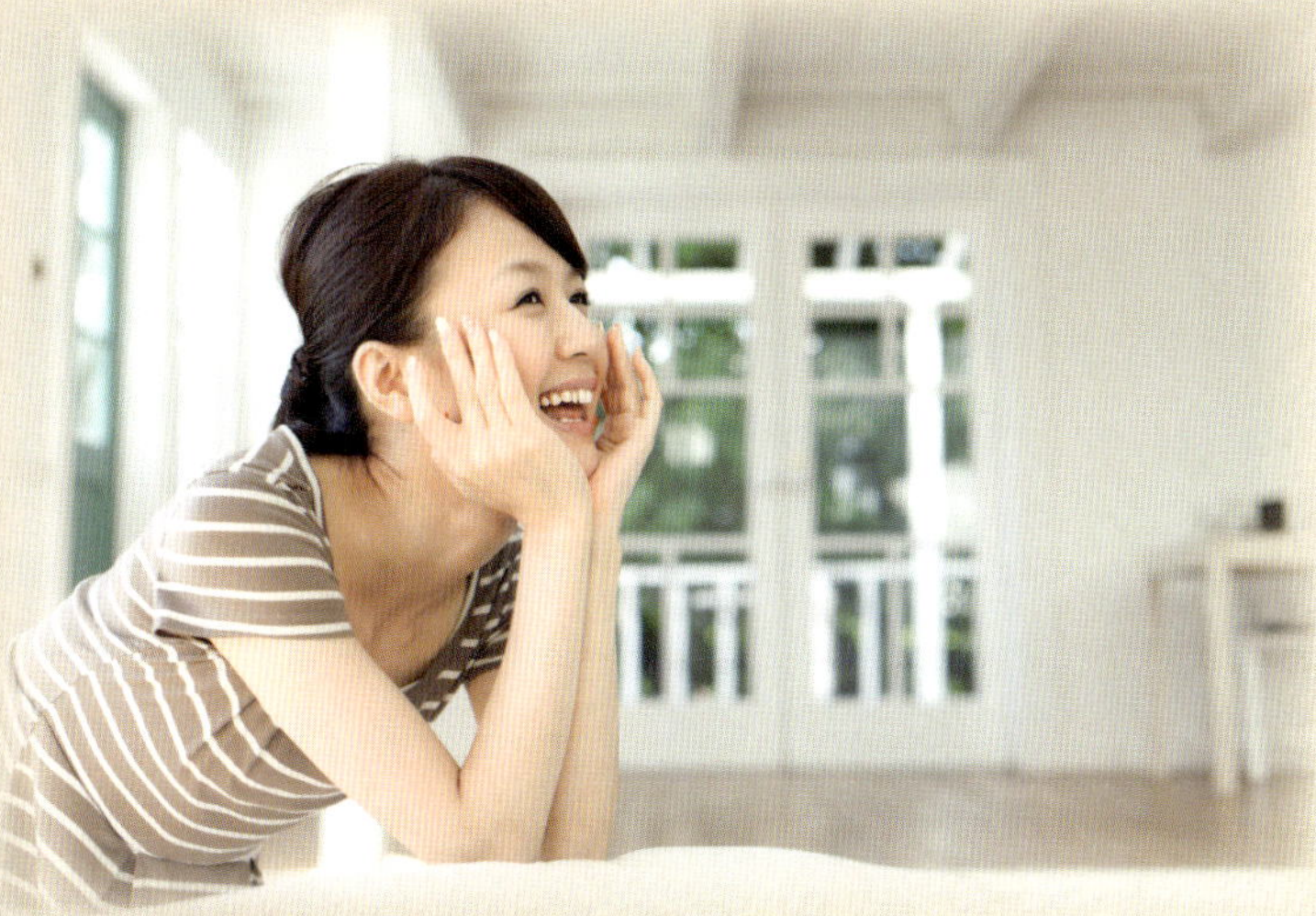

〝美しさ〟と〝可愛らしさ〟の競艶？

——本章では1章と同じインタビュー形式で、いろいろお聞かせください。まず、本書の企画がスタートした直後の平成29年1月19日、十仁病院院長の梅澤文彦医学博士が83歳でご逝去されました。梅澤先生は日本における美容整形の普及確立を図り、豊富な経験と人望により美容外科の国際交流の陣頭指揮を振った著名な方でした。久保医師の個人的な思い出についてお伺いしたいと思います。

先生のご尊父の梅澤文雄先生は日本における〝近代美容医療を提唱した人〟で、文彦先生は二代目ですけど、名物博士として活躍し、見識も人望も共にあって、明るくて華のある人だった。まだ、やりたいことがたくさんあったと思う。病気ではなく、階段を踏み外して急死してしまった。全くの健康体で、日々多忙を極めていたから、人生一寸先のことはわからないですね。

僕の父親が亡くなったときもそうだったけど、〈味方がいなくなっちゃった…〉という感じがしてね。家を出れば「七人の敵」に囲まれている侍じゃないけどさ、父親も院長も〝味方〟という感じがする人だったな。

――3章で紹介したフルニエ論文の〝脚色・超訳〟版について、梅澤先生はどんな感想を持たれたのでしょうか？

そんなのは、ゼンゼンさ（笑）。「ヨカッタ、ヨカッタ！　これでおまえもパリに行ったら一人でフルニエに会えるぞ！」って、それだけですよ。サーッと走り読みしただけなんだから。でも、実際、院長の言うとおり、フルニエ博士とは顔見知りになって、いろんなことを相談しやすくなったんですよ。

だから、もし現代日本に梅澤先生がいなかったら、美容外科学会の国際交流や海外との情報交換なんてだいぶ遅れをとっていただろうね。そういう意味では、日本の美容学会、国際学会発展の〝演出家〟であり、われわれの〝大親分〟だよね。

――フルニエ博士は、改めてどんな反応を示したのでしょうか？

今回は『日本版第一校』をさらに整理して、日本人になじみやすい〝脚色・超訳版〟としたわけで、フルニエ先生の意向はまったく変えていないから、異論や不満はないですよね。フルニエ論文の正当性は、従来の「美人志向」に対して〝可愛らしさ〟の価値と意味を豊富な事例を引いて広く提唱したことなんです。「そんなのいまさら」って思うかもしれないけど、先生のような地位にある人がそれを真っ向から口にしたことはなかった。ヨーロッパでは古典的な美への崇拝と愛着が根強いからね。「可愛いらしさと美とべつもの」と受け取られていただろうと思う。

しかしフルニエは、〝可愛らしさ〟は人間の本能に由来した自然な感情で、古来より人々が慈しんできた愛の根源だと言っている。つまり、「美人は横綱、可愛い子は大関か関脇、じゃなくて、可愛い子も美の横綱だあッ！」ということだよね（笑）。それで、美と可愛らしさは「どちらもかけがえがない」という結論に至っているんです。

――フルニエ先生によって、女性の可愛いらしさが美しさの価値として仲間入りし〝お墨付き〟をもらった、という解釈ですね。

フルニエ先生も梅澤先生も、戦前の昭和の生まれで、昭和30年前後が青春だよね。

ということは、美の規範が骨身にまで沁み込んでいたし、17世紀頃までのフランスを支配した古典的な美術作品や調度品の端正な形態と均衡とかが理想としてあったろうと思う。

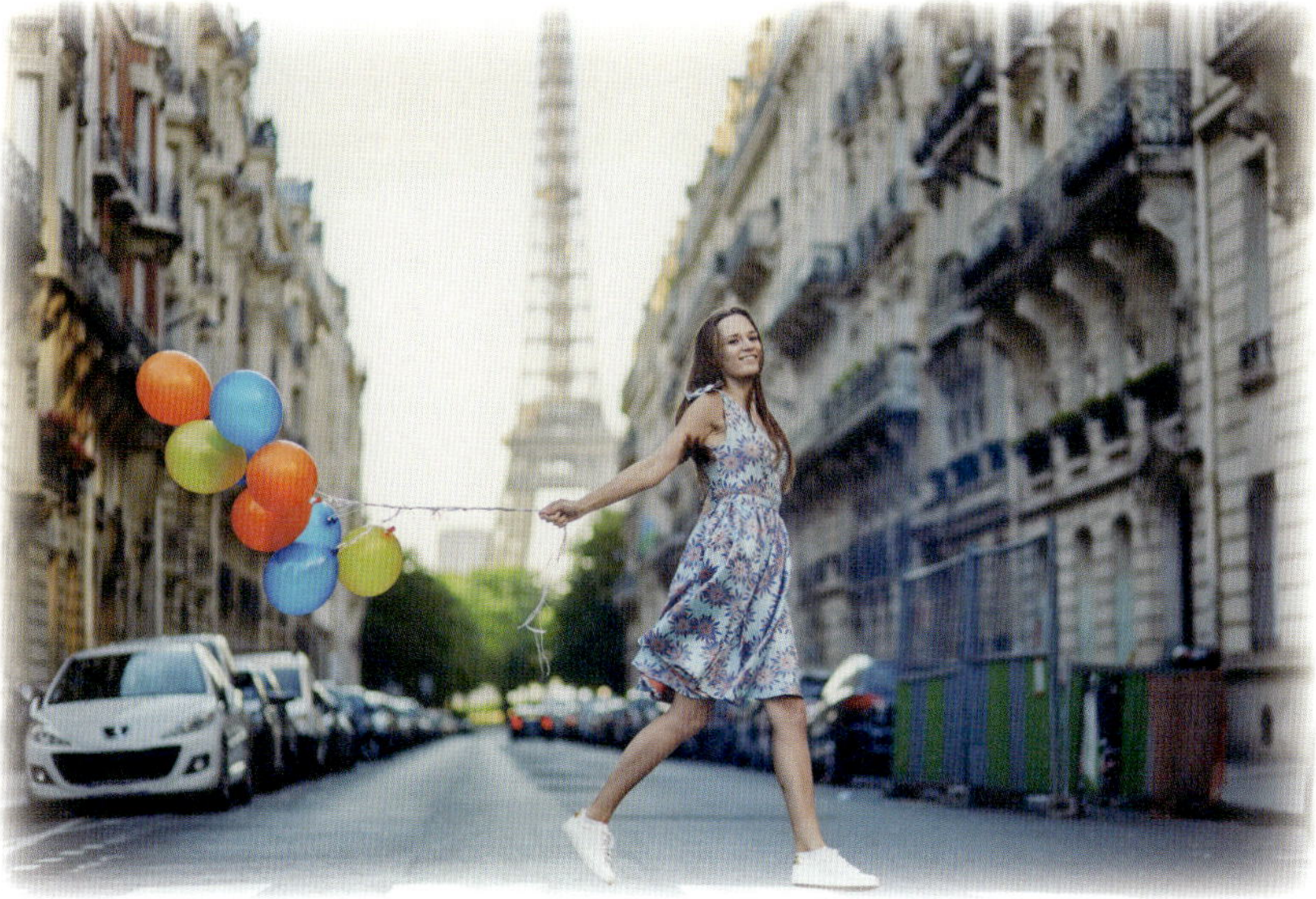

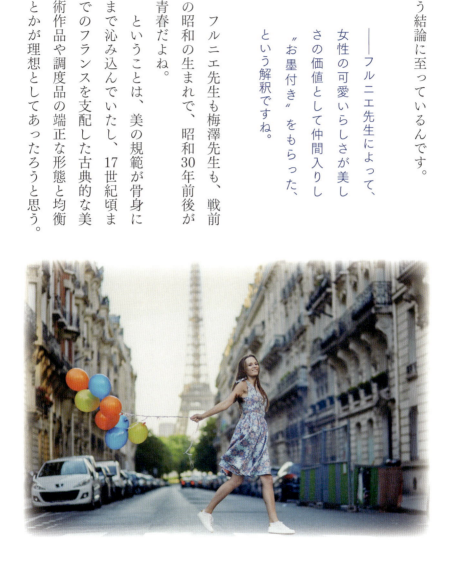

ほんとうは、〝陶器のような美人〟が好きで、「あの娘は美人じゃないけど、可愛いいいからまァまァだよ」なんて評価を下していたにちがいない（笑）。

にもかかわらず、フルニエ博士は、既成の価値観や反感を押し切って、現代の多くの男女が共有している〝可愛らしさ〟や〝性的魅力〟に大きなスポットを当ててみたんだよね。それはたぶん、先生がプロとして美容医療の現場で、多くの女性たちと出合い、さまざまな美の夢を追って共に実現してきた〝自信と経験〟のあらわれだと思う。

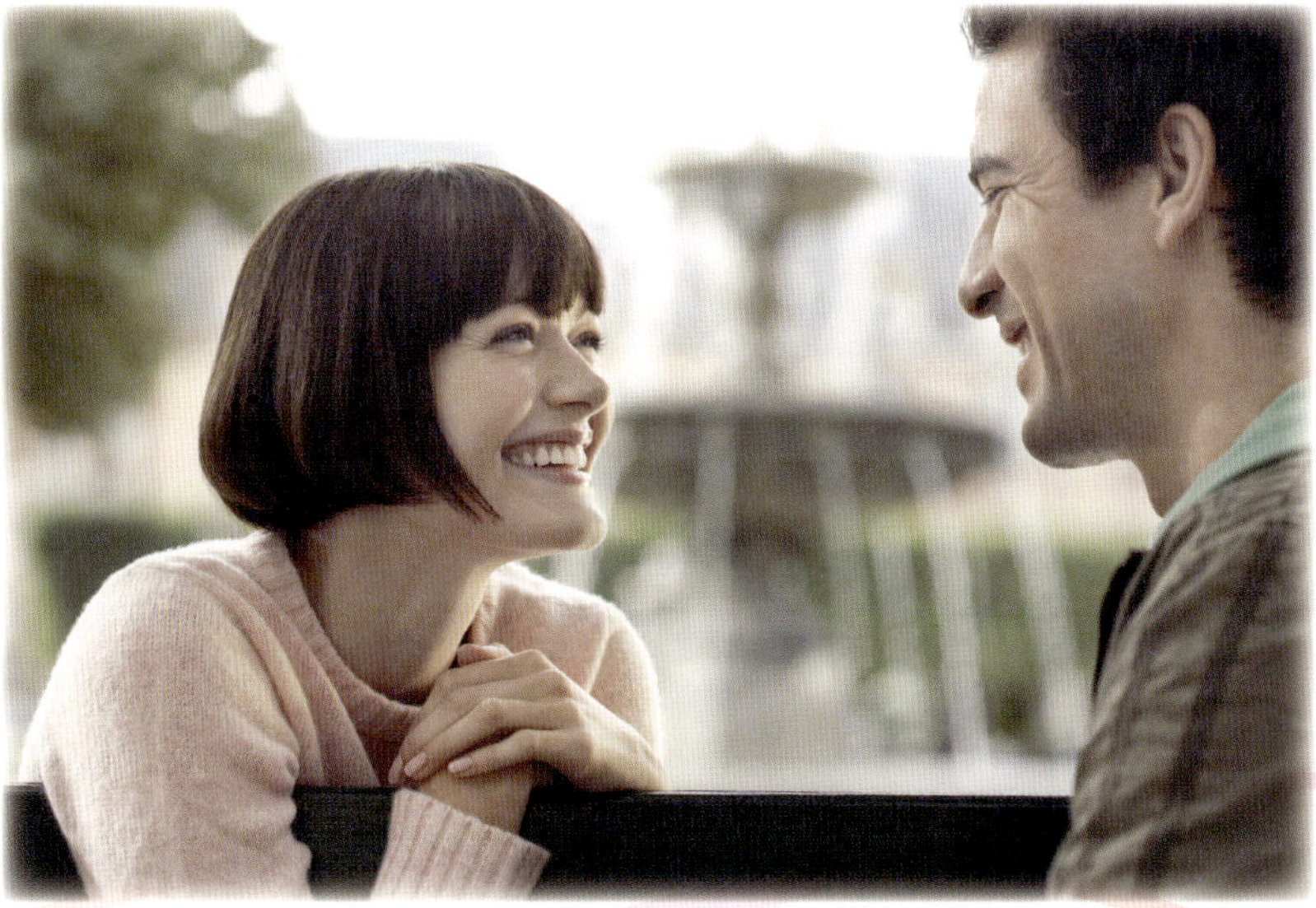

〝自分らしさ〟が美しさに変わるとき

――梅澤先生は〝モダン〟というか、世の流行にも敏感な方でしたね。

その人の価値観や感性って、時代の流れに大きな影響を受けるからね。戦前の日本の社会は封建時代の価値観が影を落としていたし、農村では昭和30年代まで徳川体制の名残りがあったという報告もある。そうした〝守旧派勢力〟と並んで、近代社会の発展が足音を高めていくわけだけど、医学の世界を見てみると、戦後はアメリカが主役だけど、戦前医学の主流は圧倒的にドイツ医学で、そこからみんなヨーロッパの文化を吸収したんだ。だから医者というのはモダニストなんだね。戦前の日本映画なんか見ると、「深窓《しんそう》の令嬢」というのはたいてい医者の娘で、美しい女学生が袴をはいてピアノを弾いている。梅澤先生の理想とする美の規範は、だからもちろんヨーロッパなんだ（笑）。

――でも、久保先生の場合は、梅澤先生とフルニエ先生の〝美〟とは違いますよね。

違っているわけじゃない（笑）。以前も話したけど、外科医ってある意味で職人仕事だから、思想的に「伝統主義者」なんだ。古《いにしえ》からの生活習慣を重んじるのが基本（笑）。僕にしたって、梅澤先生仕込みのヨーロッパの美の規範とか、中世以降の日本の美の伝統というのは感性の下地として入り込んでいるんです。ただ違うのは、僕が外科医になって多くの患者さんたちと出会う時期が戦後社会が終わり、マンネリ化した「民主主義」に代わって新しい市民社会が浸透した1980年から90年代以降の日本ということなんだと思う。

ユーミンや中島みゆきのヒット曲が世に出て、10年以上の時が経過していたんだ。女性の社会的進出や活躍の場が広がり、自由時間も増加し、家の中や職場や男性との関わり、趣味や生き方までが大きく変わり動いていた。90年代は安室奈美恵も登場して〝アムラー〟ファッションも巻き起こるしね。成熟した市民生活が続く中で、女性たちは確信的に自分の居場所を探し求め、心の中にある見えない顔に目覚めようとしていたんだよ。それが〈個性〉という〝美〟なんだ。

90年代の半ば頃、書物で出合い、肝に銘じた体験として「美はすべてのものに宿っている。静寂や暗黒の内にさえも…」というヘレン・ケラーの言葉がある。沈黙の向こうにも美がある、というのはこの人らしいけど、「世界で最も素晴らしく、最も美しいものは、目で見たり手で触れたりすることはできません。それは、心で感じなければならないのです」とも言っている。これ以上痛切な、〝裸の美の言葉〟はないよね。

つまり、ヘレンは美は〝いつ・どこ・だれ〟にもあるものだが、それは心でふれるものだ、と言う。またフルニエ先生は、「美は外観と内観の調和である」と言っている。

美容外科医の現場では、医師は〝新しい美〟をつくる必要はない。すべての患者さんたちが、それぞれの美しさを「個性」として持っているものだからね。僕ができることは鏡を磨くように、ほんの少しくもりや、すりキズをとり、その人の美を一層かがやかせることなんだ。そのくらいのことしかできないし、また、やってはいけないいんだよ。

さらにいえば、いつも同じ美しさ、そこに立ち止まっている美しさなんてないんだ。停滞は〝退屈〟でしかないから、美を滅ぼしてしまう。ヘレンが心でつかんだ〈風の瞬き〉のように、美は外見の表情の向こう側をやさしさや心のゆらぎとして駆け抜けて行く。

ではどうしたら、患者さんたちはその美をつかまえて、自らをかがやかせることができるのか？　いま、自分がどこにいるか、立ち止まってふりかえり、そして「自分を肯定する」こと。そのためには、自分のほかに他人が、すなわち別の鏡があなたを見ていることも気づいてほしい。

その鏡の役割が美容外科医なんだよ。要するに、僕らのやっているのは〝道案内〟のようなものでさ、「道や方向がわからなかったり、歩くのにじゃまな手荷物を持っている人がいたら、いつでもお持ちしますよ」ということなんですね。

美人にも〝自家製のかくし味〟がある

——時代の移り変わりと〝美〟の変わり目という話をもう少し……

じゃ、戦前戦後の美人女優の話から。それは冗談で、昔のことは知らないから大急ぎで「代表選手」を見渡すとして（笑）、日本の美人女優の定番と言うと吉永小百合とか、それ以前では八千草薫とか〝良妻賢母型美人〟の理想形が戦前から続く庶民の憧れだったよね。大家族から核家族へ、家族制がこわれていく戦後社会の移り変わりの中で、必死に家の崩壊を食い止め、家族のつながりや安心に奉仕する役どころ。

その一方で〝個性派〟と呼べる流れがある。吉永と同時代の加賀まり子は始めからスターというより一個人として、自分らしさを映画表現にぶつけて行く。

それ以前にスターだった岸恵子、若尾文子、浅丘ルリ子とかも〝個性派〟で、〝良妻賢母型美人〟からはみ出して、自分らしさと性的魅力をアピールして行く。

岡田茉莉子や岩下志麻のような端正な美人は〝古典派〟のエリート。でも岡田茉莉子や岩下志麻は従来の美の価値付けに満足せず、芸術映画に意欲を燃やし、〝表現派〟という感じの方向へ転じて行く。

大物を忘れていたけど、〝永遠の処女〟原節子は美人なのか？　ドイツ風のがっしりした体や顔立ちが当時は〝モダン〟だったのかな……と思う。大スターの高峰秀子は良妻や教育者を演じ、愛妾やホステスにも化身し、美人というより演技派女優として活躍した別格で、名作を数多く残している。

そんな感じで、僕は梅澤先生の時代の「昭和の美人女優見取り図」を受けとめている。で、自分の仕事につながっていく感じがあるのは、やはり個性派女優の〝自分らしさ〟へのこだわりですよね。名前を挙げた、岸恵子、若尾文子、浅丘ルリ子、加賀まり子といった人たちの「強くておしゃれな生き方」は、いまも色あせることなく、かがやいてると思う。

80年代、90年代に入ると、時代の感情を映し出す国民的〝美人女優〟は少なくなっていくけど、情報の細分化ないしは専門特化は悪いことじゃなくて、いいことだよね。

生活形態が便利になり、市民生活全般が豊かに成熟すると、それぞれが自分の生活を大事にする余裕が生まれ、自然の成り行きとして個性を追究してよいこだわりの時代に入っていく。そうなると、〝美人〟は絶対的存在ではなく、相対化され、細分・個別化される時代を迎えたわけだ。

「スターの○○さんと同じ顔になりたい」なんて言う人は以前の話で、いまは自分とかけ離れたことに興味を持たない。タイプが違えば条件が異なり、その人の「方向」も「歩き方」も「休み方」も違うから。

クリニックに来る女性たちはそのままでも〝美人〟だと思うんだけど、よく話をしてみると、やっぱり自分らしさにこだわっている人が多いんだ。いろいろ不満とかコンプレックスがあっても、〈私は私〉というスタンスをくずさない人に出会うと、「美人にも〝自家製のかくし味〟がある」という奥深さを教えられる。

このところ、「お腹ぽっちゃり」で、肥満体型をからかわれたレディー・ガガは「私は自分の身体を誇りに思っている。あなたも自分の身体を好きになって欲しい」と反論したあと、ファンに向かって「あなたが誰であろうと、何をしている人であろうと、成功するためには周囲の人の要求に応える必要なんてない。あなたらしく、とにかく自分らしくいて。それが成功を掴む人の特徴」と言っている。

〝成功〟という言葉はいかにもアメリカ的だけど、あたまに〝美〟を付けて〝美の成功〟と言いかえれば、そのままで「究極の真実」だろう。

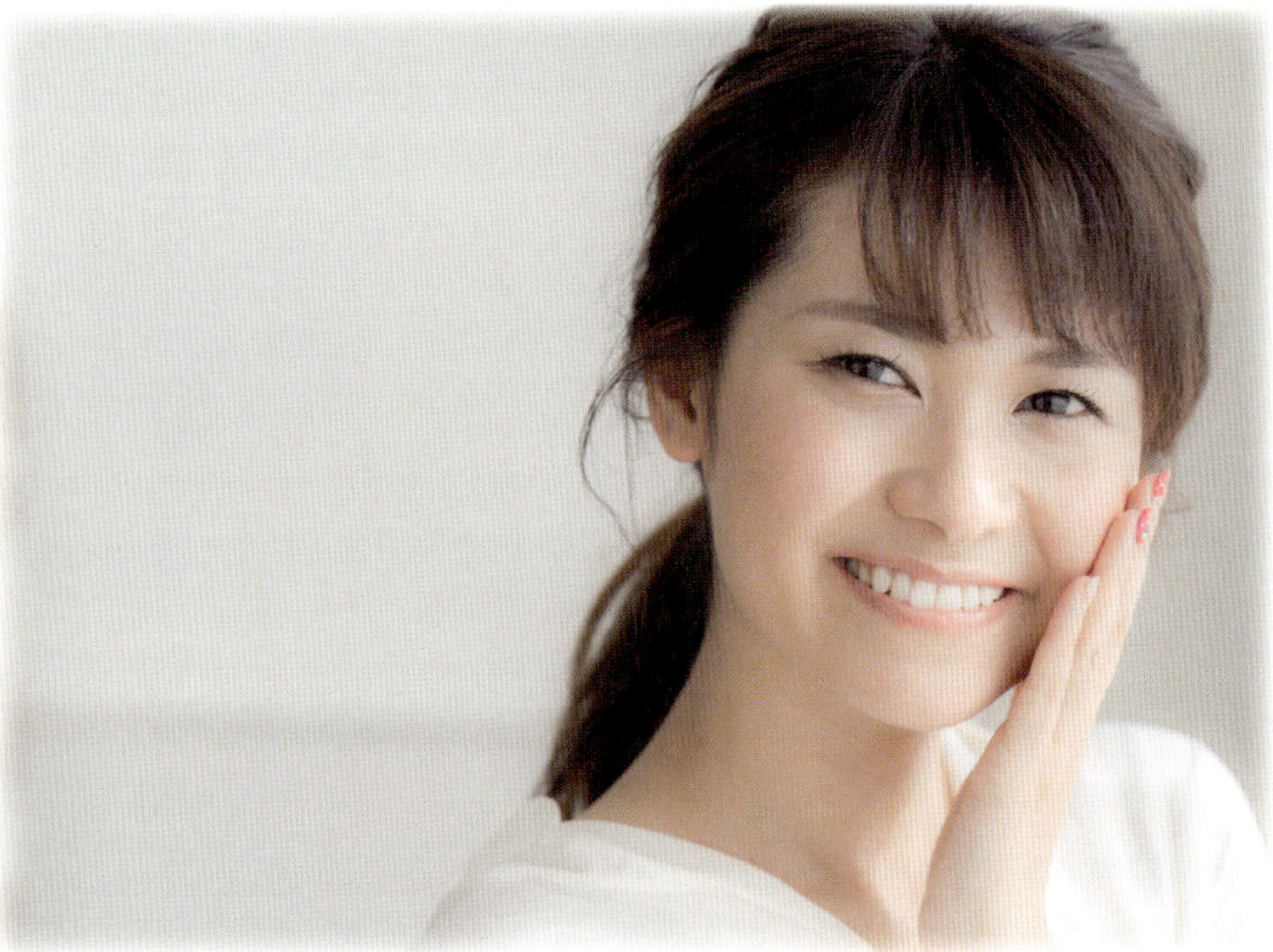

アスリートたちの美に〝感電〟して

——80年代、90年代以降で好きになった美人女優ってだれですか？

時代と美の移り変わりの話だから、大衆社会の共感が映画からテレビに変わって、それに伴って、女優から歌手へ、〝アイドルの時代〟へ変わったわけだよね。70年代に山口百恵や松田聖子、小泉今日子とかいて、80年代の〝おにゃんこ〟、2000年の〝AKB48〟。そうなると美人＝あこがれじゃなく、「スターとの共生感」なんだろうね。

個別的には正統的美人は女優という形で何人も輩出しているけど、みんなの関心はそんな高嶺の花ではなく、目線の先に咲く身近な花。〝おにゃんこ〟や〝AKB48〟はヒロインになれない〝その他大勢組〟がスターになって開花していくわけだけど、文字通りのバラエティで美しさというよりも、それぞれの個性への期待と共生感が高まっていく。

おもしろくて華やかだけど、この数十年の流れのなかで、僕が衝撃を受けたのはアイドルたちよりもじつは女性アスリートの活躍なんだ。

市民社会というのは一定期間の爛熟の後で、ネット社会を中心に少しずつ空虚なものとして消耗していくんだけど、スポーツの世界はそれまでになかったピュアな世界を形成し、国民の新しい憧れをつくり出していく。

具体的には、新しいスターとなった卓球の愛ちゃん、フィギュアスケートの真央ちゃんたちは、昭和の〝美人女優〟ほど美しくないし、学校や職場などどこでも見かける感じのいい娘たち、といってよいと思うけど、女優やアイドルの活躍を超えて美しい成功を収め、国民的賞賛の渦を巻き起こしていく。気がつけば、僕もいっしょになって拍手していたんだから（笑）。

――語弊がありますが、〝格別な美人〟ではないアスリートが、「どんな女性よりも最高に美しい！」と感じられる時の不思議ですね。

でも美容外科医のこだわりとして言えば、浅田真央の2005年のGPファイナル優勝前後から2017年4月の引退までの十数年に及ぶ美の軌跡は、テレビで何度も流されているけど、大変貴重なものだと思う。愛ちゃんもそう。十分に美しいし、日本の美術や映画の歴史には、そうした自己表現を通した女性の成長の記録はないよね。日本の近代洋画家の作品、黒田清輝《くろだせいき》とか岸田劉生《きしだりゅうせい》とかでも、その表現で確かめられ、強調されているのは画家の思想なんだよ。愛ちゃん、真央ちゃんは自分でそこに立っている。少女が自分の力で個性を表現し、あらゆる可能性を高めていくことを通じて、子どもから少女へ、美しい女性に化身していく。

彼女たちが、なぜこんなに、同時代のアイドルや女優たちよりも美しくかがやくことができたのか？　老いも若きも国民の多くがその感動の渦に巻き込まれてしまったのか？

フルニエやヘレンの言葉に戻ると、美は「内観と外観の調和」であり、「心」だけが感じとることができるもの。一言でいうなら、〈真剣勝負〉が彼女たちの美しさを高め、より高貴なものにしている。「高貴」なんて言い方は、遠い外国の貴族の話みたいだけど、大衆消費時代の現代ではAKB48の少女たちのようにどこにでもいそうな〈身近な花たち〉が自分を追いかけて行くなかで、ある瞬間に、天から崇高な力が舞い降りてくるものらしい（笑）。

われわれの心が〝感電〟してしまうのは、彼女たちアスリートが表現している〝個性の裸の美しさ〟なんだと思う。

――真央ちゃんの引退会見は見事でしたが、伊達公子の引退会見もキレイで素晴らしかったです。

そうそう、伊達公子。経済評論家の森永卓郎が「デビューの頃よりきれいになった！」と言ったんだ。伊達さんはミドルエイジだからアンチエイジングの話になっちゃうけど（笑）、この人も美人というわけではない（スイマセン）のに、引退試合でも大変美しかった。ここに自分がある、という赤裸々な美しさ。

だから女性アスリートたちを見ていて痛感するのは、〝自分らしさ、個性が美しい〟、ということだよ。これまでの時代にはなかったシーンだし、現代はそういう時代なんだと思う。

美容外科医ができるのは、そのキレイをもう一つアップさせるにはどうしたらいいか……という、バレエなんかで踊子を高々と持ち上げている人かな（笑）。20代、30代までキレイで、ミドルエイジになったら雰囲気が妙に変わってしまう人がいるよね。老けたり、不健康になったり。僕はそういうのは残念だなあと思う。逆に40代、50代でかえって美しくなる人がいるからね。モチベーションしだいだと思うけれど。

伊達公子はテニス一筋で、ことさら美のために何もしなかったくせに裸形のままキレイになった！　自分を突き進めるすがすがしい美しさ。こんな人ばかり増えると人生は素晴らしいと思うけど、僕たちの商売は上がったりだ（笑）

――先生が言う〝タフさ〟は、たとえば伊達公子のイメージですか。

「美しさを持続させる、途中でやめない。自分に対して、タフになろう」という意味で言っているので、特定のだれかということじゃないけど。伊達公子の場合は、自分らしさを裸で無心に追求していたら、森永卓郎の言うように、46歳で20代を通り越してキレイになってしまった。

……どうやら、美と人生の根っこは同じ問題らしいね（笑）

先進国の条件は〝ミドルエイジが美しい〟！

――そろそろ〝アンチエイジング〟についてふれたいと思います。以前、この言葉はあまり好きではないと言っていましたが。

定着している言葉だし、僕もふだん使っているけど、患者さんたちに誤解を招くところもある。というのは、歳をとることって、僕は全然アンチじゃないもの（笑）。日本人の生活では古くから〈歳をとることのよさ〉が尊いものとされているのに、そこがわからなくなるのは困るなあと思う。

たとえば、いま人気の大相撲は伝統芸能として優れた枠組みがしっかり組み込まれているよね。国技館に行って実物を見ると、歌舞伎のように様式化された進行に感動する。親方連中のことは〝年寄り〟って呼ぶよね。たまにケガで引退した力士で若くして解説を担当している〝年寄り〟もいるけどさ（笑）、歳をとるってことは、つまり人生の約束ごとをよく知っている人、年輪・叡智の素晴らしさを意味しているわけだから、簡単には〝アンチ〟なんて言いたくない。歳をとることがイヤだったら、人生そのものを否定することになっちゃうから。

――フルニエ先生が、日本人はなぜ若い娘が好きなのか？ わが国では古くから大人の女性がもてはやされている、と冗談を言われたとか。

来日して、アイドルの少女たちへの加熱ぶりに「日本人はなんて子供なんだ」とあきれたかもしれない（笑） フランスの場合は確かに〝大人の色香〟を尊重する歴史・文化があって、昔から映画や文学作品には〝年上の女と年下の男〟という組み合わせが多いね。ラディゲの『肉体の悪魔』とか。史上最年少のフランス大統領マクロンが妻のブリジットと初めて会ったのは、マクロン15歳、ブリジット40歳で、彼女が年上の恩師ってことは世界中の話題を集めたし、それ以前ではイギリスのチャールズ皇子とダイアナとカミユのごたごたもあるし。

好き嫌いはともかく、ヨーロッパの〝おしゃれと年上の女たち〟は一筋縄じゃいかないね（笑）。

でも、男の方だって磨きがかかるのは人生の後半頃からで、20代って男女ともにまだコドモだよ。みんなが90歳、１００歳まで生きる時代に入っているわけだから。

――逆に言うとヨーロッパは美しいミドルが多い！ってことですか。

数えたことないけど（笑）。ただ、梅澤先生から聞いた話では、半世紀前に作家の開口健《かいこうけん》が世界中を旅して、「先進国の特徴は中高年の女性が美しいこと」と発言したら、あまり関心を持たれなかった。日本はまだ先進国の騒ぎどころじゃなかったから。それから苦節30年、40年と月日が流れて、やっとこさ先進国の仲間入りをしてみると、いつのまにか、まわりには美しいミドルが出没していたというんだな。そうなってみないと、何事もわからない。で、いまは〝美魔女〟なんて言ったり、50代半ばの女優がヌードになったり、銀座の有名店のランチはナイスミディの花ざかり。僕は学生の頃、〝永遠の処女〟の原節子の引退映画を名画座で見たけど、当時45歳くらいの大スターはサザエさんのおかあさんみたいな髪型で、すっかり老け込んで往年の面影はなかったな。
いまは、60代の人だってキレイでしょ。テレビで見るけど、風吹ジュンなんて65歳で美しいし、たくさんいますね、そういう人。65歳で魅力あふれる可愛らしい女性がこの世には存在する、ということ自体が驚異でね、半世紀前の日本人は想像だにできなかったろう。だいぶ話が回り道したけど、そう考えるとやはり美しいミドルは大量に存在する時代がヨーロッパはもちろん日本にも訪れているってことですね（笑）。

――30代でも20代のように美しい女性がいますし、50代・60代になってもいまは老け込まないですね。野際陽子は81歳で亡くなるまで、ずっとキレイな人でした。

野際陽子ね。70年代、パリから帰国して日本で最初にミニスカートをはいた人。美人でスタイルがよくて、個性的な知性派で……、野際陽子の主演ドラマは見たことないけど（笑）、気になる人だよね。

実際にお目にかかっていたら、その美しさに〝ドキドキ〟しただろうと思う。

僕が言いたいのは〝80歳の老婆にドキドキ〟なんて、そんなこと日本の歴史上かつてなかったってこと。

まあ、お好みで岸恵子でも吉永小百合でもいいけど、日本の女性がかくも長く美しくすこやかにあり続ける時代になったという具体的実感！　ということ。

――美人長命、「人生百歳時代」も夢じゃないんだ！　というわけですね（笑）

〝長寿美人〟という存在が出てきたということだから、〈健康と長生き〉もこれからも大切な美の条件になってくるよね。

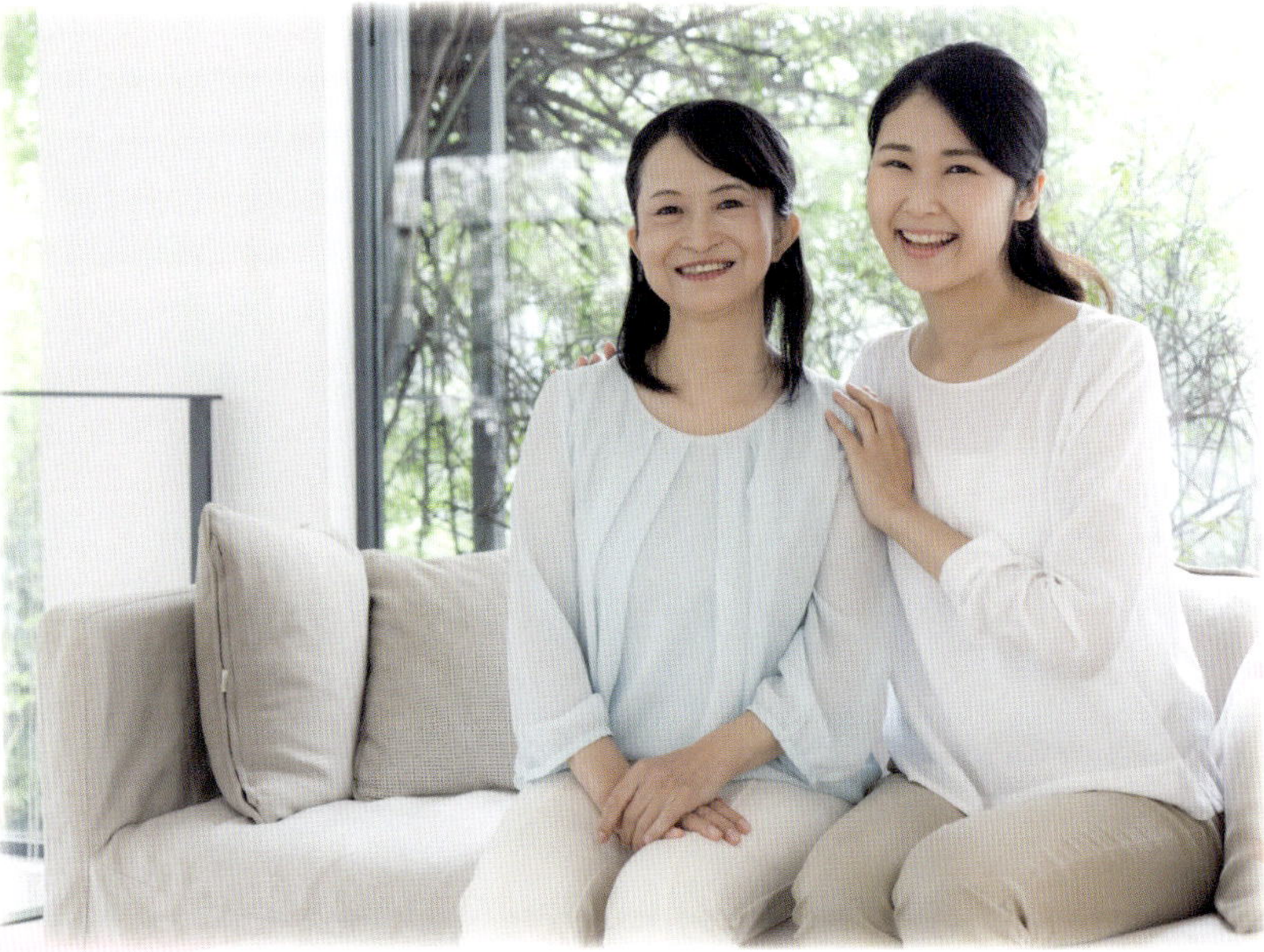

おわりの美、永遠の美へ…

――個人差がありますが、だいたい何歳くらいまで美しさを維持できるでしょうか。

「日本のおばあさんは世界一美しい」と言った人がいるんだ。僕もそう思う。欧米人は高齢になってもアピールしすぎ、服装も化粧もギンギラギン、陰影が目立ち過ぎて、老け具合がはっきりする。ハリウッド女優は60歳になってもビキニ姿で〝美ボディ〟を誇示したりするけど、本当にそうか？　って僕は思う。だって60歳の美人女優がヌードになっても、その人の30歳の時の方が美しいにきまっているからね。自分が自分に負けて空しくないだろうか？　って思うんだ。

60歳には60歳、70歳には70歳の新たな美を発見しなくちゃね。

フランス映画の佳作『スイミングプール』では主役の老女（シャーロット・ランプリング）に一瞬のヌードがあり、おやっ…という感じの結末で、ミステリアスなエロティシズムが人生の奥行として暗示される。フルニエ先生は、「美は内と外の調和」と言ったけど、人柄や精神は〈内回り〉、容貌や性的魅力は〈外回り〉としたら、女性ホルモンがなくなっていく60代からは、電車の駅を乗り換えて〈内・外〉を入れかえたほうが上品な美しさがひきたってくる。

そうした更新は、体の血の中に「わび」「さび」の美が流れている日本人はごく普通のこととしてやっている。だから、日本のおばあさんは世界一美しいんですね。

アンチエイジングは〝老化に抗して若さを保つこと〟とされているけど、老いることとは年齢を味方につけることだし、歳を重ねるごとに美しくなる生き方があるのではないだろうか。

歳をとれば古くなるのではなく、昨日の自分を抜け出して、新しい美しさに出合っていく。時の流れは、その人の余分なものを洗い流してくれるから、エイジングは敵対するものでなく、年輪を重ねることで豊かさを増し、結果として〝セクシー〟が宿り、70代、80代の美しさが、いよいよかがやきはじめると思っている。

――アンチエイジングブームはこれからもますます盛んでしょうが、先生の〝アンチ・アンチエイジング〟の結論が出たようですね。

〝アンチ・アンチエイジング〟はもちろんジョークだよ。何事も過度になると大切なことを見失ってしまう。だから、あえて流行に抗してそんなふうに言ってみたんだけど（笑）。

科学・技術が飛躍的に進歩することを「ブレイクスルー」と言うよね。過去百年くらいの間に起きたブレイクスルーは、飛行機、ラジオ、テレビ、インターネット、携帯電話などいろいろあって、最近はなんといってもＩＴ（情報技術）で、膨大な時間と手数をかけて収集した情報が瞬時に的確に回収整理され、あらゆる生産効率が飛躍的に増大することになった。で、２００３年に「ヒトの全遺伝子配列」が解明されて以来、次のブレイクスルーはわれわれの生命や健康に起こると言われている。

最近、友人に会った際、「中年期に入ると心身ともに衰えて、ついつい悲観的になるよ」とこぼすと、「医者のくせになぜ消極的になるのか？」と疑問に付され、〝ＣＲＩＳＰＥＲ〟と呼ばれる遺伝子操作に関する下図のような〝ブレイクスルー〟を教えられた。

この図は、「多くの病気遺伝子はすでに見極められているが、その遺伝子部位を〝ＣＲＩＳＰＥＲ〟操作で切り取り、遺伝子を正常化すると病気が根本的に治癒する」ことを表したものなんだ。がんなどへの遺伝子治療（ターゲットセラピー）はすでに始まっていて、従来は余命数ヶ

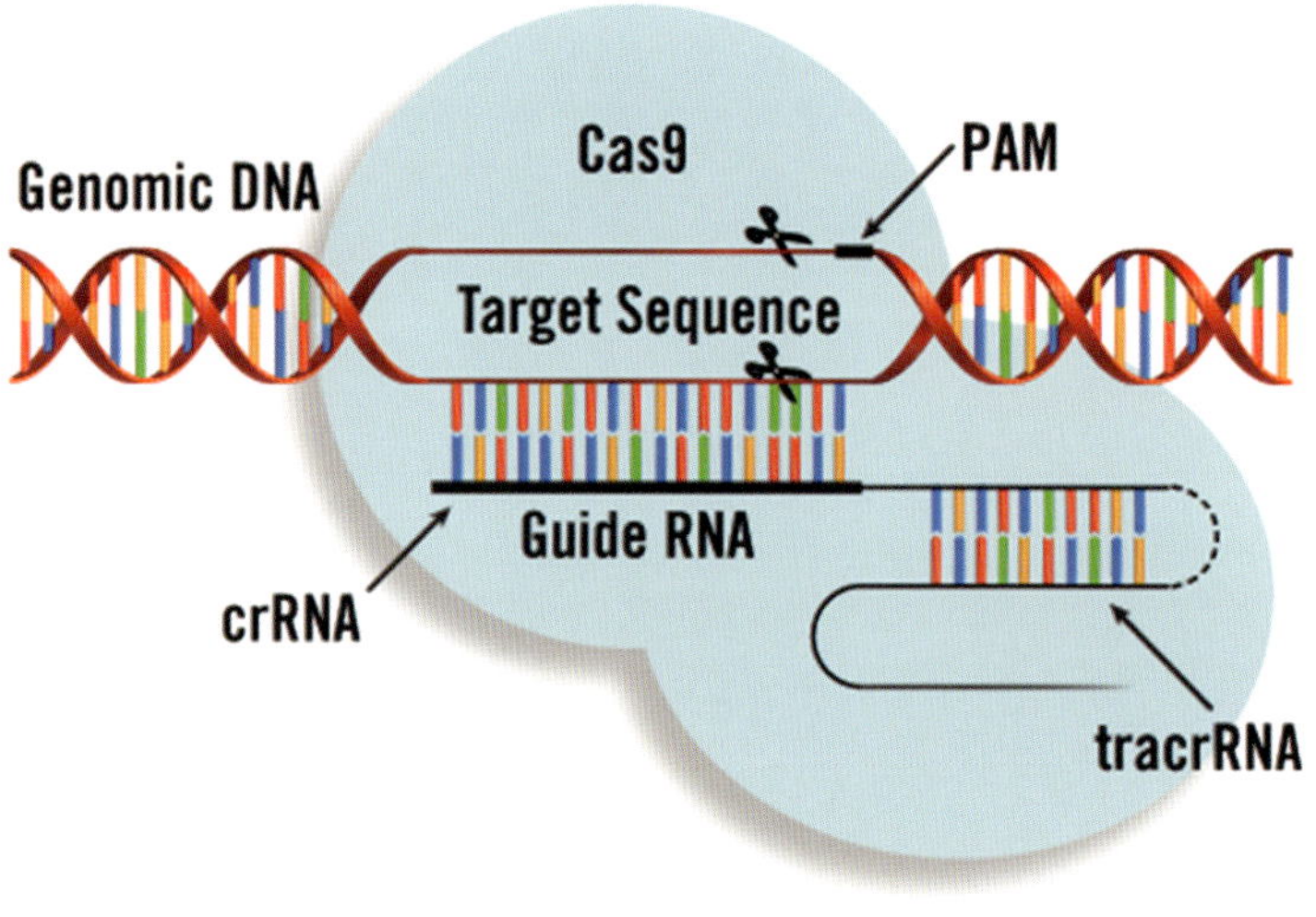

図4-1　遺伝子操作に関するブレイクスルー

月と言われた進行がんもこの新治療により延命可能になってきたといわれている。

友人は僕に向かって「この〝CRISPER〟のお陰で、ヒトは老化せず、永遠に生きられる日がやってくる。近い将来、がん・脳卒中・心疾患などの現代人の死因はほとんど根絶され、少なくとも100歳以上まで生きられるだろう」と言う。さらにまた、植物に備わっている不老遺伝子などを、もしヒトに導入することができるなら、論理的に我々に永遠の生命がもたらされる可能性がある、と言うんだよ。

友人の熱弁に気圧《けお》されたせいか、近頃の僕は「もし数百年も自分が生き続けたら、その間の生活費はどうしたらいいか…」と内心おだやかではない（笑）。不老長寿の夢物語はともかく、僕は何事も人間的範囲を超えないことが大切だと思っている。

――〝世界一美しい日本のおばあさん〟の楽しい話が出たところで、最後に伝統主義と外科医の関係についてもう一度ふれてください。

そんな大げさな話じゃないけど、僕たちの仕事は「手仕事」だから、古くからの人間の関係や場がベースになっている。僕の家は父親がジャーナリストだから人間関係には気を遣うほうで、仕事も生活もいろいろな人とのつながりの中で成り立っている、というのは子供の時から何となく教えられ、たぶん見えない形で家の中に躾《しつけ》としてあったと思うけど、それを実際の場を通して叩き込まれ、血肉化したのは、師匠がいて先輩がいて、大学や病院という場があったからなんだ。

そういう「タテ」の関係があるから、「ヨコ」の絆がしっかりしていく。そして、好きだからこそ、僕はこの仕事を続けている。

上下関係に厳しい浅草で育ったあのビートたけしが言ってたけれど、芸人の世界も師匠と弟子の「タテ」のこだわりがなくなっているそうだ。職

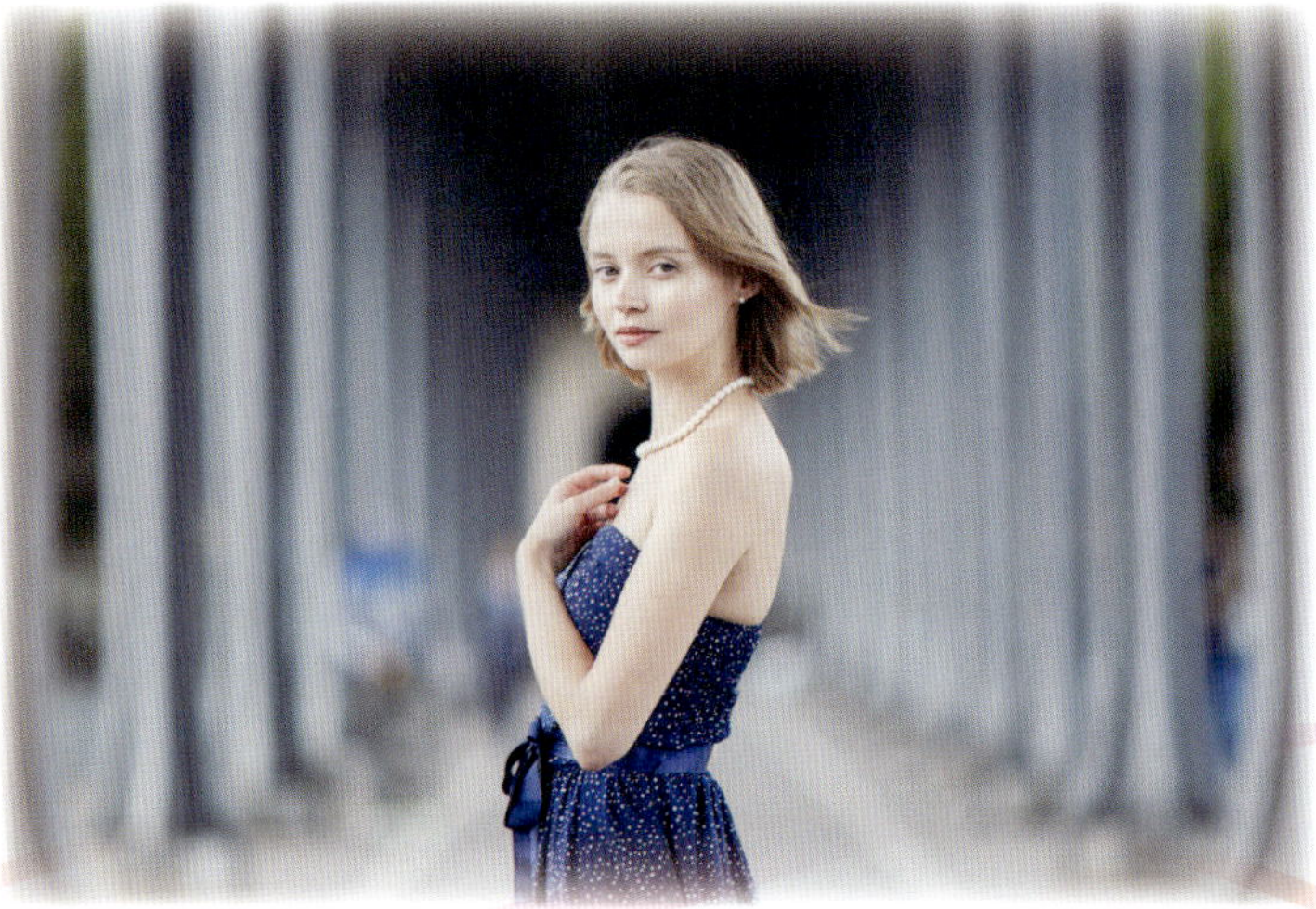

人の世界でも失われつつあるし、政治の世界でも派閥がなくなり、大学や病院でも師匠と弟子、先輩・後輩の関係や親密さがこわれてきている。伝統が錆びついてきたさびしさを感じるんだ。古くから仕事をしている人たちは、みんな感じているんじゃないか。伝統主義は、日本人の足場じゃないのかな。

さっき、浅田真央の引退会見の話になったけど、僕もとても感動した。でも真央ちゃんは興奮したり、力んだりしなくて、慎ましくて平凡で明るくて、周囲にも気遣いがあってやさしかったよね。そこに〈日本人の良さ〉と言うことを感じた人は多かったのではないだろうか。

真央ちゃんが達成した大きな夢のなかに、知らず知らず、日本人の血が〝美〟として流れている。それをやや大急ぎで結論づけると、〝美〟という個人的なものが、永遠の時間の流れにもつながっていることを言いたいんだ。ということで、いつの日か、真央ちゃんも〝世界一美しいおばあさん〟になることを予言して（笑）、僕の手仕事職人の話を終わりたいと思う。

――長時間ありがとうございました。浅田真央さんにも伊達公子さんにもまだまだ今後の大活躍を期待しております。

写真協力：© mr.markin - Fotolia.com © Sergey - Fotolia.com © SolisImages - Fotolia.com © Antonioguillem - Fotolia.com © Africa Studio - Fotolia.com © cassis - Fotolia.com © kei907 - Fotolia.com © Nejron Photo - Fotolia.com © Kalim - Fotolia.com © Jacek Chabraszewski - Fotolia.com © oka - Fotolia.com © siro46 - Fotolia.com © 7maru - Fotolia.com © Monet - Fotolia.com © ilolab - Fotolia.com © cs05 - Fotolia.com © WavebreakmediaMicro - Fotolia.com © Route16 - Fotolia.com © polkadot - Fotolia.com © Tom Wang - Fotolia.com © oka - Fotolia.com © naka - Fotolia.com © Y's harmony - Fotolia.com © Ekaterina Pokrovsky - Fotolia.com © taka - Fotolia.com © Ekaterina Pokrovsky - Fotolia.com © sakura - Fotolia.com © Iakov Kalinin - Fotolia.com © rh2010 - Fotolia.com © Valua Vitaly - Fotolia.com © Halfpoint - Fotolia.com © travnikovstudio - Fotolia.com © Ekaterina Pokrovsky - Fotolia.com

第5章

今日まで、そして明日からの“私”

●For health and beauty of every day.

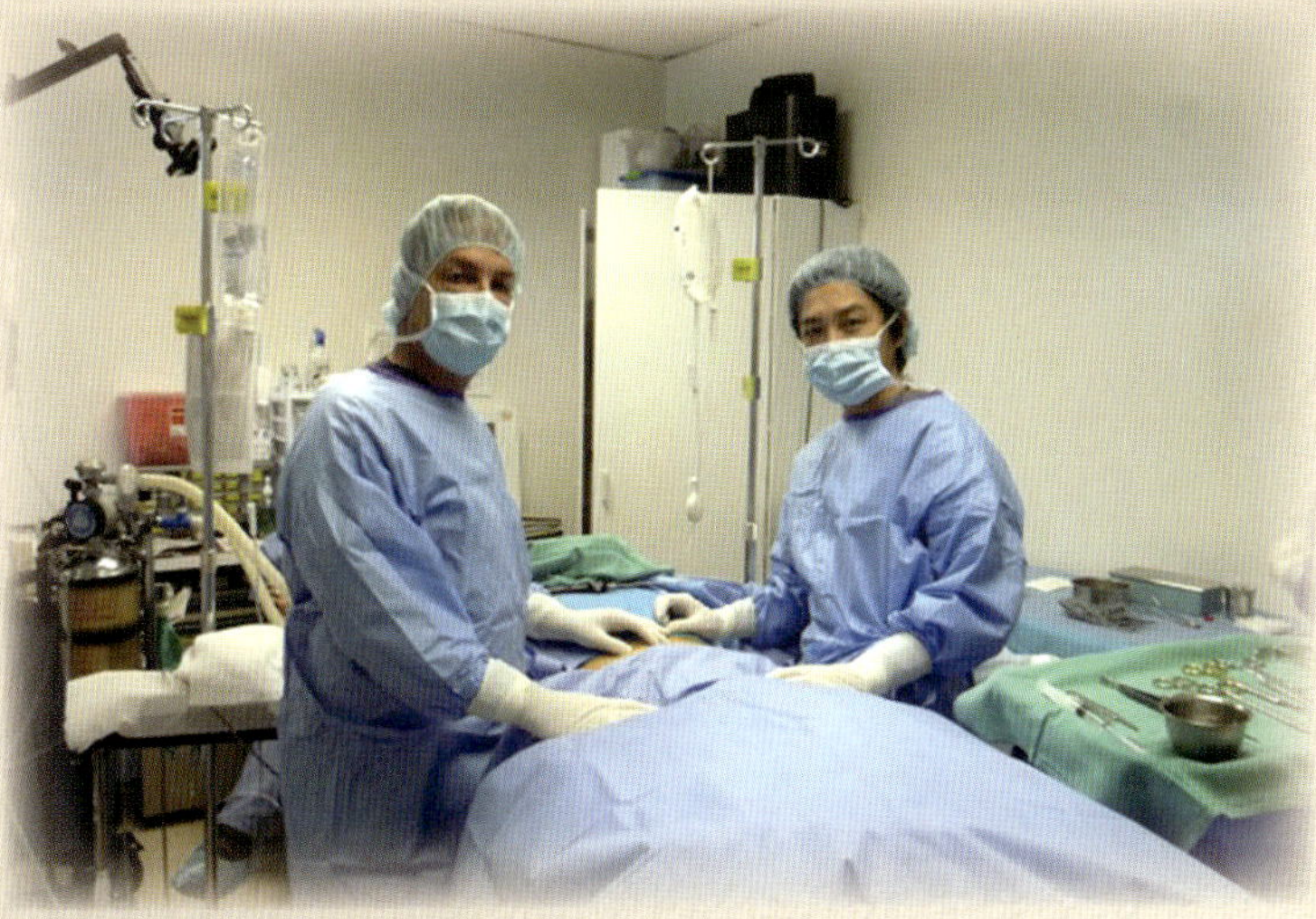

▲〈安全・安心〉をリードする米国ハワイアロハクリニックにて。手術中の著者（右側）

美容外科クリニックへの招待

雑誌を見ていると、30代になったアイドル女優さんが「髪型もおしゃれも、昔から変わらないようで、じつはちょっとずつ進化している」と話しているのが目についた。周囲が気づかないうちに、着々と変化し続け、自分の殻を抜け出して〈イメージチェンジ〉にたどり着く。

それは美容整形外科にも共通した話である。

まわりの人が気づかないことをほんの少しだけ、目のまわりや頬のたるみ、唇のふくらみなどに微かな手を加えると、それだけで顔全体の印象に変化が生まれ、波紋のように広がり、新しい《調和》をつくり出して、その人の人生さえも突き動かし「進化」させてしまう……。

〈Aさん（仮名：23歳）〉の場合もそうだった。

数年前の夏、友達の紹介で当院に姿を見せたときは、元気ハツラツの〝まんまる笑顔〟で笑うと顔が赤らみ、白い歯が印象的だった。

「女子高校生みたいだね。どんなふうにしたい？」

「もう少し、しっとりと、オトナっぽく……なりたくて」

そこで頬のたるみをとって、スッキリした小顔にすることにした。178頁と179頁に紹介したバッカルファット除去手術の写真だ。

五ヵ月後、Aさんが明るい顔でクリニックにやってきた。

「顔の印象がすっかり落ち着いたね。彼氏、もうできた（笑）？」

「その予定（笑）。自分に期待しています」

以下の手術の4症例は、そんなふうにして、彼女・彼らと、いろいろ話し合いをしながら〝共同作業〟をした結果である。おもしろいのは術後、しばらくすると、みんな仕事の成績が向上したり、恋をしたり、まわりに明るく接したりで、人生がちょっとずつ〝前向きに進化〟していることだ。

Aさんの帰り際、はずんでいる背中にジョークを飛ばしてみた。

「キレイになったら、タイヘンだゾ。忙しくて！」

彼女は〝大人っぽいレディの微笑〟でふり向いてくれた。

「大丈夫。行ってきまーす」

●症例1　Aさん（仮名：23歳）
バッカルファット除去手術

Aさんは頬のたるみにより、フェイスラインが崩れてしまうことがとても気になっていました。

頬のたるみの主な原因は、頬にある脂肪の塊の下垂(下にさがること)です。

この頬の脂肪は赤ちゃんのころからありますが、骨格の発達とともに目立たなくなりますが、人によって、また年齢により、頬がふくらんだかたちの人がいます。頬のたるみを放置すると、中年期に入ると〝ほうれい線〟となり、年齢を感じさせやすくなります。

そのため、頬の脂肪を適切に除去することによりバランスよく頬を整えることでタルミを解消できます。

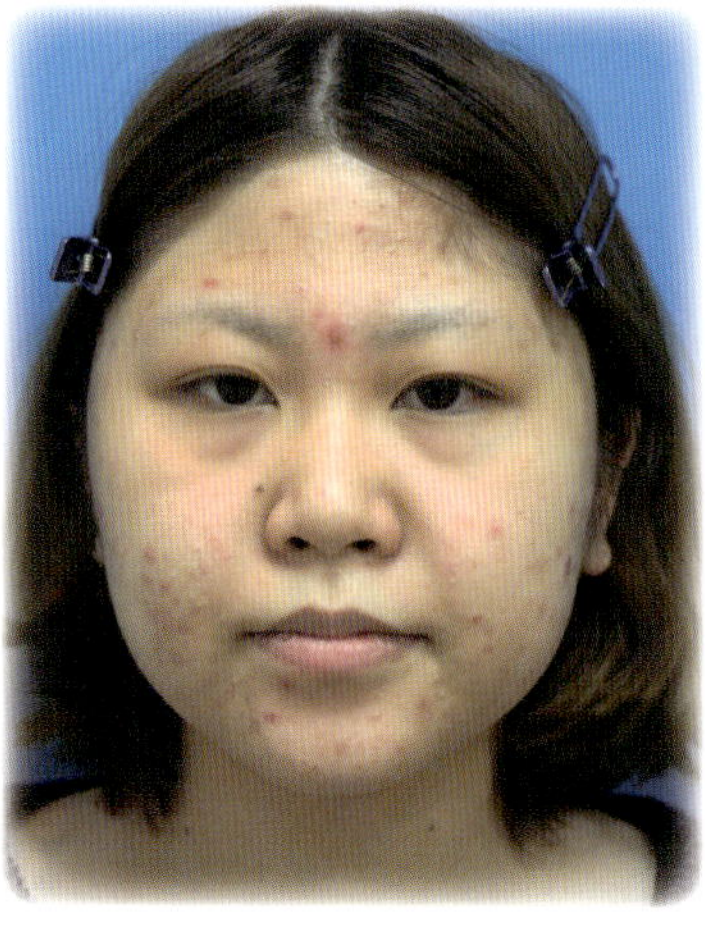

オペ前

Aさんの場合は頬の脂肪の量が比較的多く、顔がむくんで見えるため顔全体が大きく見えてしまいます。
ご本人も頬のふくらみが子どものころからコンプレックスだったそうです。

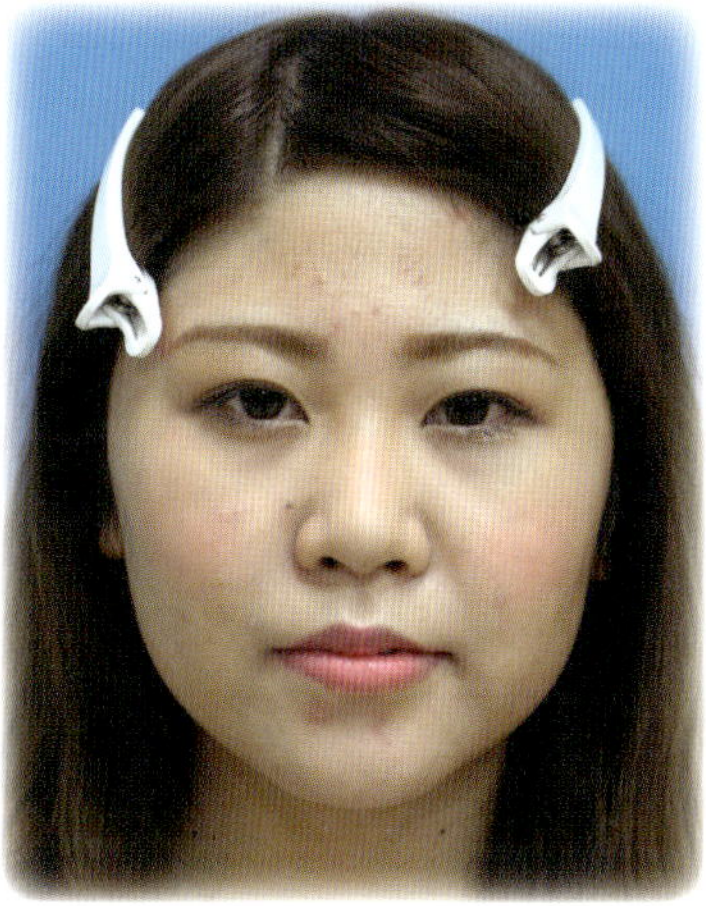

オペ後5ヵ月目

治療後2、3週間たつと、腫れも引いて頬がシュッと引き締まった感じ。外出もできるようになりました。その後は月を追うごとに改善され、5ヵ月後にはアゴ先まですっきり見えるようになりました。

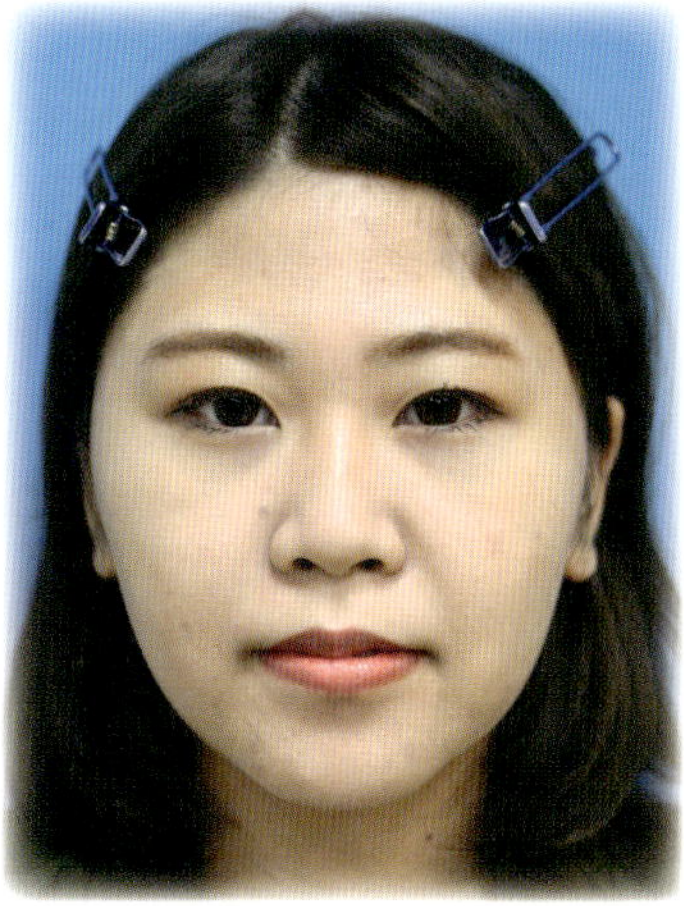

オペ後 2年目

除去後から2年を過ぎたAさんです。

術前・術後5ヶ月目の顔立ちとくらべ、見違えるほどのまさに魅せる女性美の完成と言いきっていい大人の女性に変身しました。

●症例2 Bさん（仮名：23歳）

バッカルファット除去手術

Bさんは、幼いころから頬のふくらみに悩んでいたそうです。「そのまま放置しておくと、歳をとったときに頬がたるんだままになってしまう」と知り、クリニックを訪ねてきました。美容整形は、初めてだということからとても心配されていましたが、手術の内容や方法を説明すると不安も解消し安心したようです。頬のふくらみは、同年代ではやや多いバッカルファットの影響で見た目でも小児顔になっています。小顔効果とアンチエイジングのためにもと、バッカルファット除去手術を決意したその結果は、頬からあごのラインがシャープになり、爽やかな大人の小顔美人に変身しました。

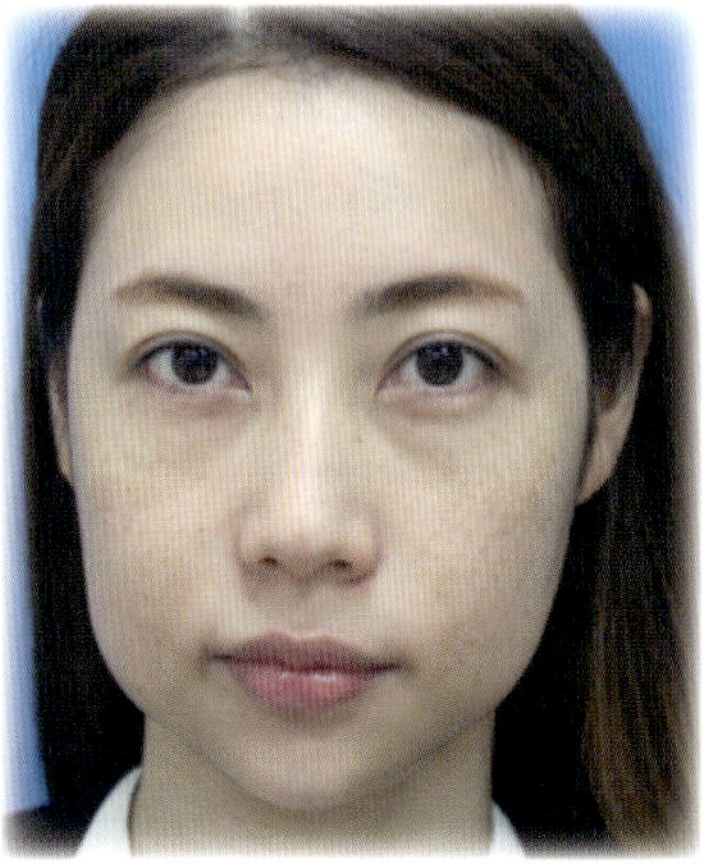

オペ前

もともと小顔の方なので、よけい頬のふくらみが目立って見えます。比較的バッカルファットの量も多いため、20代ですが、すでに頬の下垂が見られます

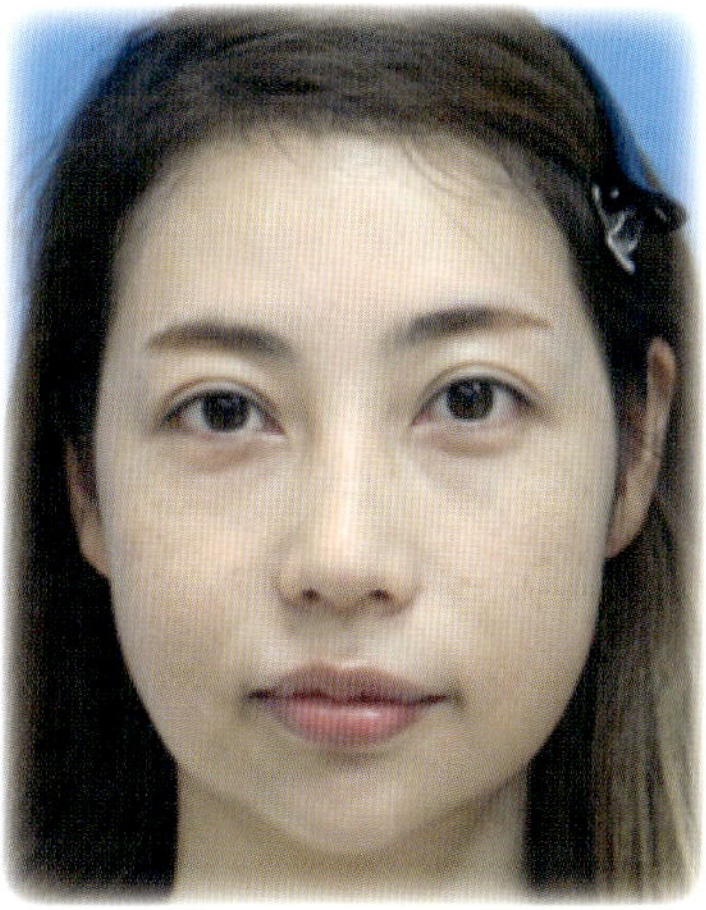

オペ後 8日目

術後8日目ですが、腫れが少し残っているように見えますが、手術前のフェイスラインと比べると横に張り出した感じもなくなり、頬のラインがかなり整って見えます。

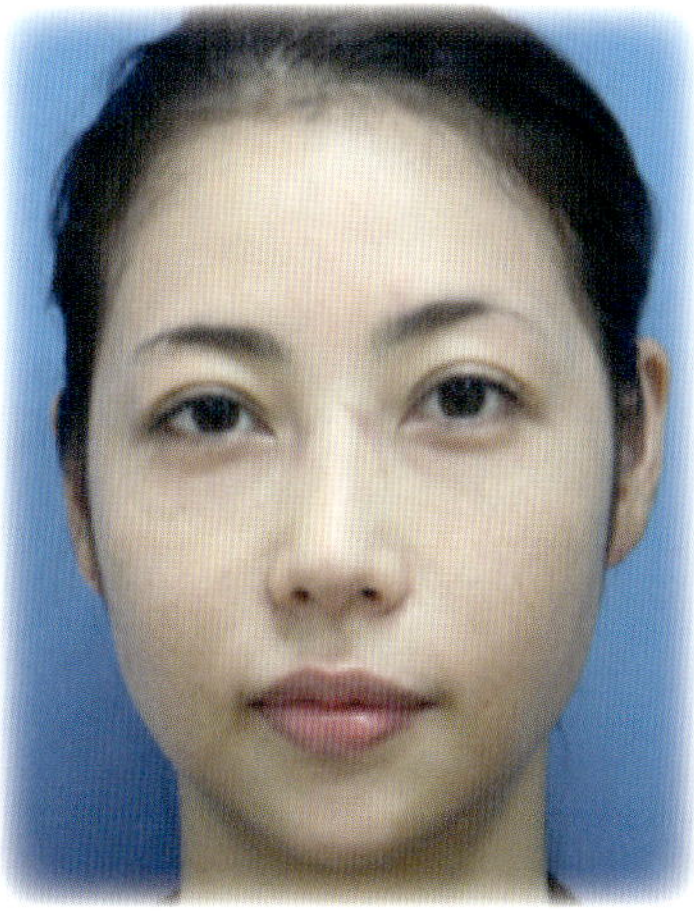

オペ後 3ヵ月

頬のふくらみは完全に解消され頬から口元にかけてほっそりとして洗練された顔立ちになりました。綺麗な小顔が明るく爽やかな印象を与えますね。

●症例3　Cさん（仮名：51歳）

眼瞼下垂と目の下のクマ

Cさんは、「近視のため、長年ハードコンタクトレンズを装用し、20年くらい前から目の開きが悪くなる眼瞼下垂症状と目の下のクマが出てきたそうです。

上瞼の下垂や二重の乱れなど、眼瞼下垂症状にともなう典型的症状が認められます。

眼瞼下垂症状の要因として、下まぶたの不具合が少なからず関与していることがわかります。そのため、下眼瞼治療によって得られる開眼効果を得てから、目の下のクマの治療を行うことにしました。それにより、眼瞼下垂症状を引き起こしていた目の下の不具合が改善され、クマも改善されました。

オペ前

術前の状態は長い間コンタクトレンズを装用したことで挙筋・腱板接合部が弛緩し、目の下のクマや下垂症状が認められました。

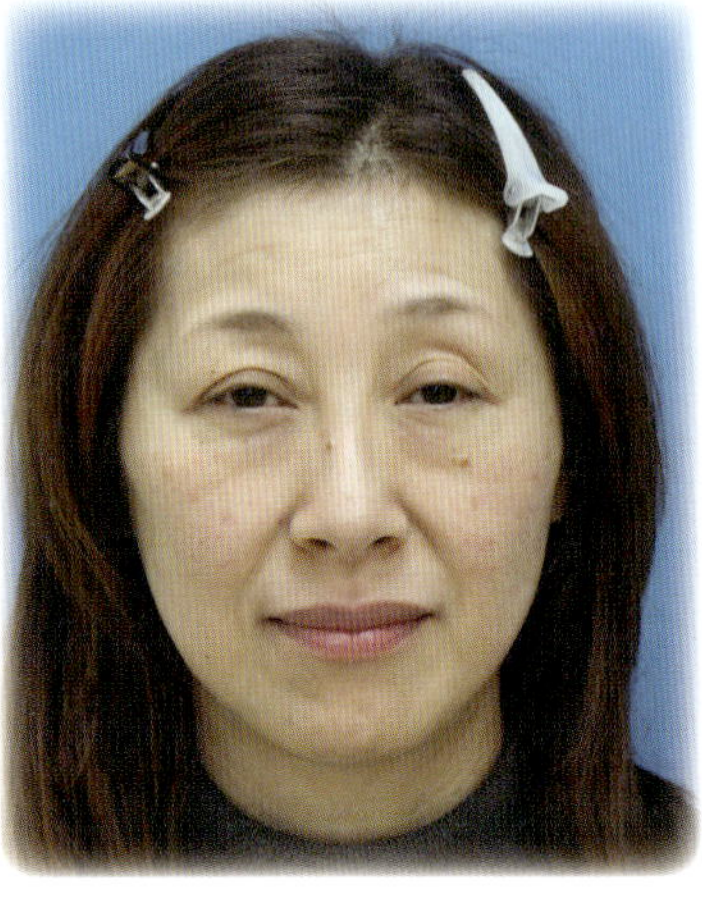

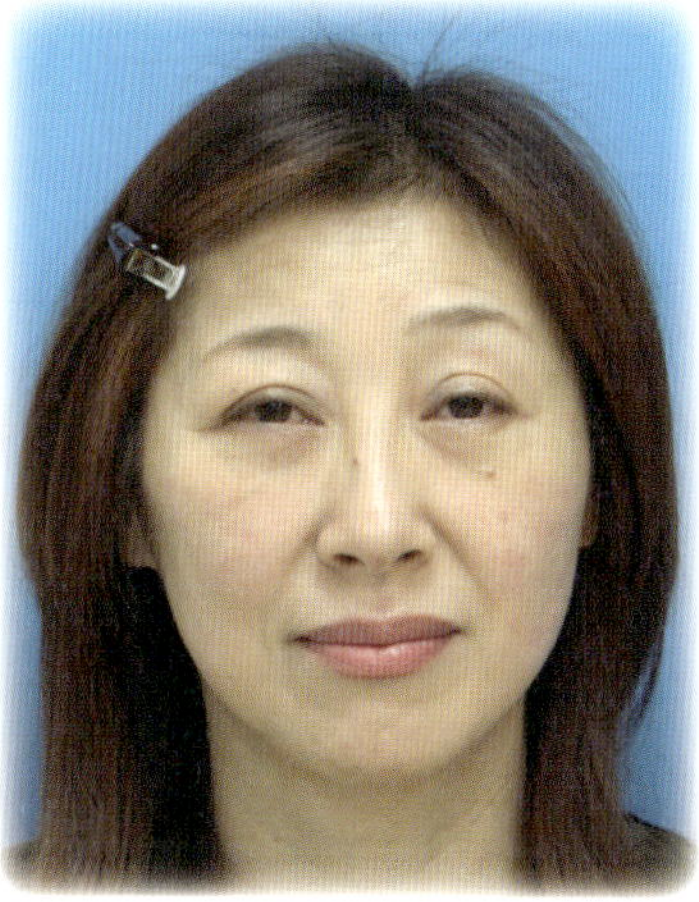

オペ後14日目

治療直後に軽度の腫れがありましたが、14日目になると赤みもとれ、まぶたが開き目元もしっかりしてきました。

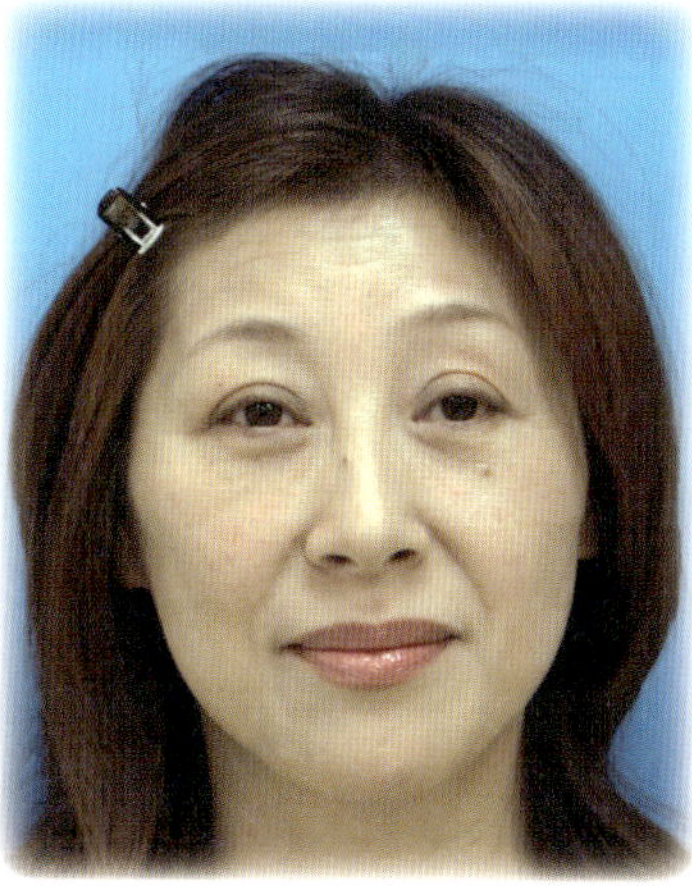

オペ後 1ヵ月

上のまぶたへの処置はまったく行っておりませんが、目の下の構造を整えたことで眼瞼下垂症状は完全に改善されスッキリとした目元になりました。

●症例4　Dさん（仮名：24歳）
目の下のクマと軽度眼瞼下垂

Dさんは以前から目の下のクマ症状が気になっていましたが、ネット検索で当クリニックを見つけて来院されました。典型的な下眼瞼のクマ症状で、23歳と若いため、眼窩脂肪の前方突出はなく、たるみ症状はありません。

治療は、クマを目立たせている下眼瞼構造の改善を図るため、眼の裏側から行う経結膜的下眼瞼形成術を行いました。

術後の腫れはほとんどなく、治療1ヵ月後には涙袋の腫れもひいて、自然な状態になりました。

治療4ヵ月後には目の下のクマの悩みは完全に解消され、「とても満足している」とのことです。

オペ前

眼の下のクマのために、他人から疲れて見られることがとてもイヤでコンプレックスになっていたそうです。

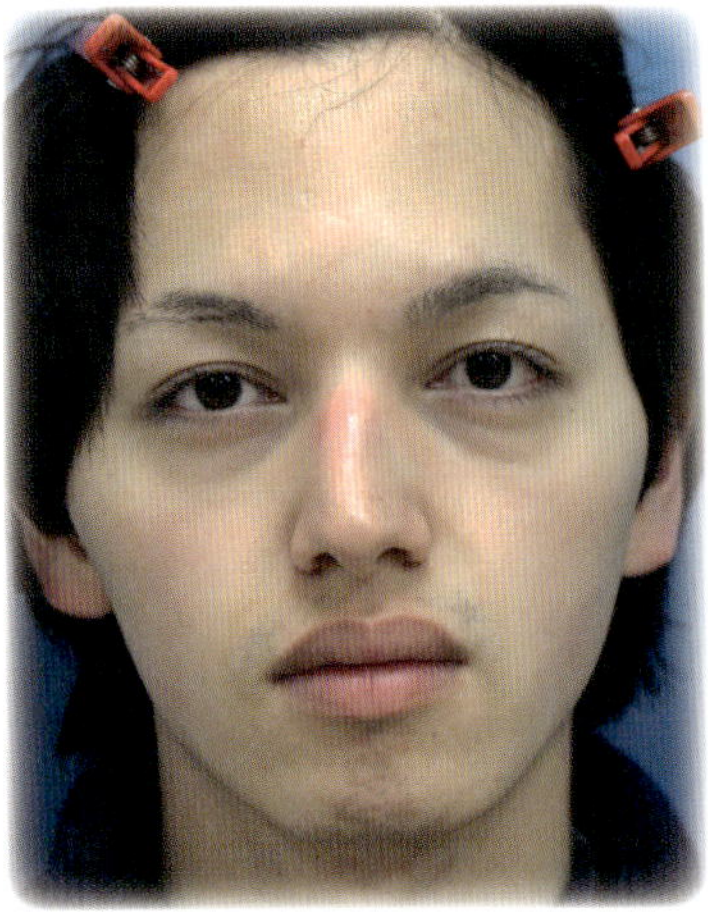

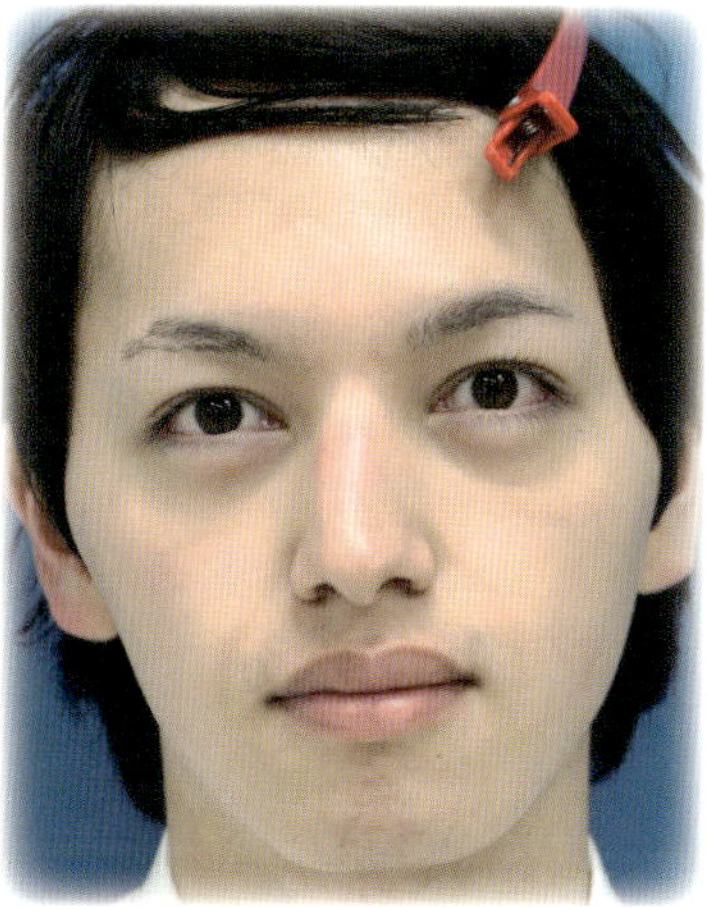

オペ後 7日目

治療が適切に行われ、時間の経過と共にどんどん腫れが引いて、見た目もきわめて自然な結果が得られています。

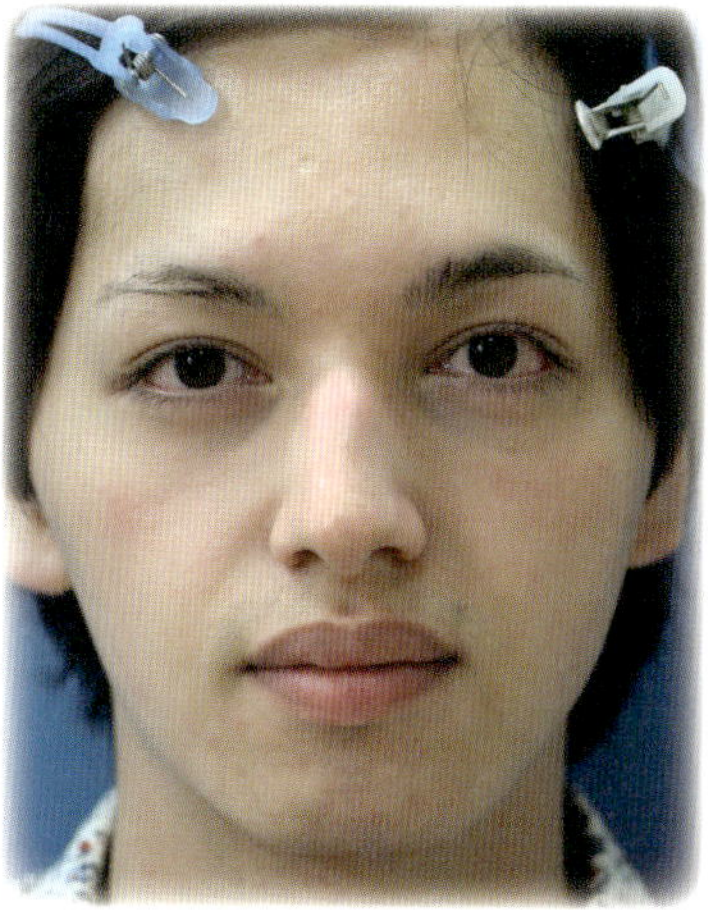

オペ後 4ヵ月

従来行われていた治療ではヒアルロン酸注入によるクマ症状の軽減が行われ、継続的に行うため、患者さんの経済的・精神的負担となっていました。当クリニックではこうした治療方法をとらずに抜本的解決を図り、「一生に一度」のみの治療を行っています。

銀座CUVOクリニックの施術紹介

目の下のクマ治療

目の下のクマは下眼瞼構造の不具合がその主たる原因です。当クリニックではこの構造的不具合を根本的に解消症状改善をもたらします。

目の下のたるみ治療

目の下のたるみは加齢に伴う下眼瞼脂肪の前方脱出が原因です。この余剰脂肪を適切に除去することで、目の下のたるみを改善いたします。

目の上のたるみ治療、及び眼瞼下垂症

目の上のたるみは上眼窩脂肪の下垂や、皮膚自体のたるみが原因で発生します。治療は上眼窩脂肪や余剰皮膚を適切に除去いたします。眼瞼下垂症は長年ハードコンタクト・レンズを装用した結果、眼瞼挙筋が弛緩したり、加齢が原因で上瞼が下垂した状態です。眼瞼挙筋短縮を行って症状改善を図ります。

頬のたるみの治療

頬のたるみは、頬深部に存在する頬脂肪(バッカルファット)の下垂と頬の皮膚自体の緩みが原因です。症状に応じて頬脂肪を除去したり、皮膚リフトアップを行います。

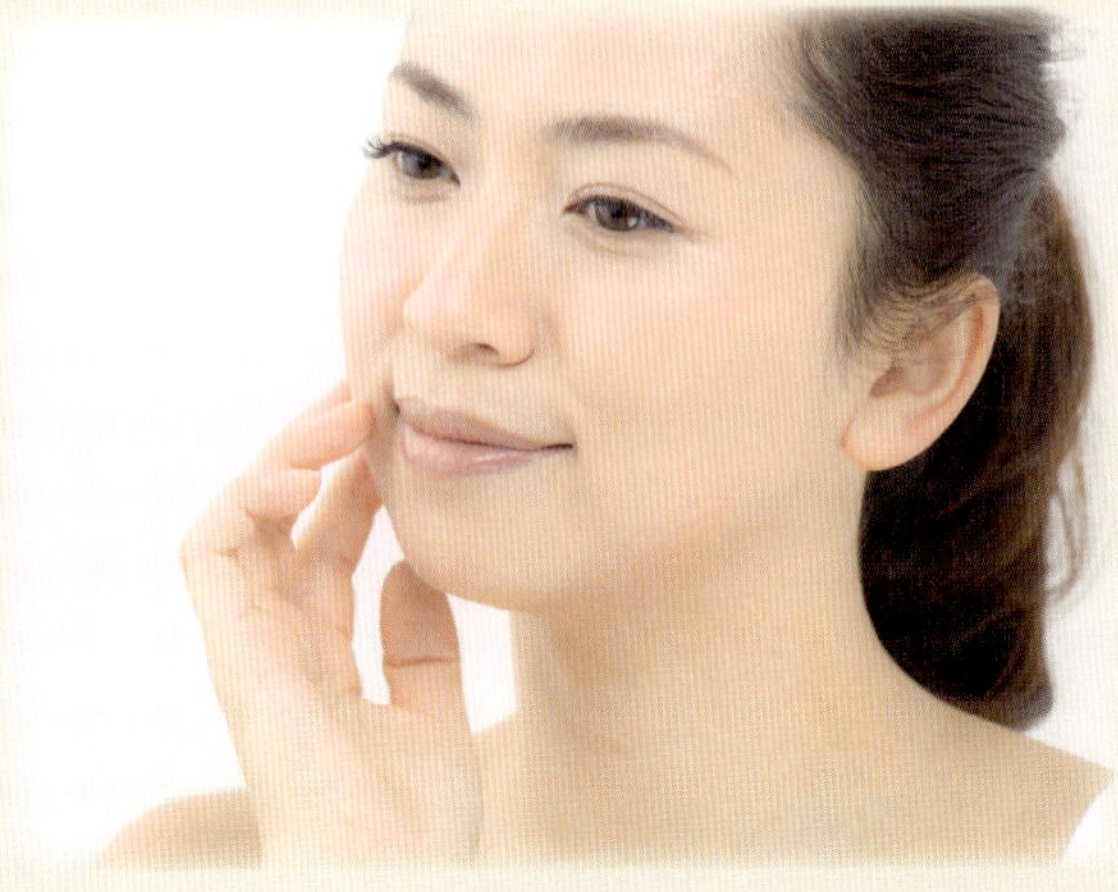

低侵襲手技を総合的に用いた顔面アンチエイジング治療

高齢化社会の訪れとともに、いつまでも若々しくいたいと願う人々が増えています。我々日本人の場合、顔面の老化は目周囲や頬のたるみから始まります。右ページに記した「銀座CUVOクリニックの施術紹介」にある手技を適切に組み合わせ、バランスのとれた治療を行うことで若々しいお顔に改善いたします。

目の下のクマ・たるみ治療が人気の理由とは

後遺症なし

皮膚切開をしないので、傷跡等の後遺症がなく、自然な結果が得られます。さらにその効果は永続的です。

ノーダウンタイム

治療後のダウンタイム（社会復帰までの時間）がほとんどなく、誰にも知られずに良好な治療結果が得られます。

アンチエイジング

目の下のクマ、たるみが解消されるのみならず、上眼瞼のくぼみや目の開きも改善され、顔全体のアンチエイジング（若返り）効果が得られます。

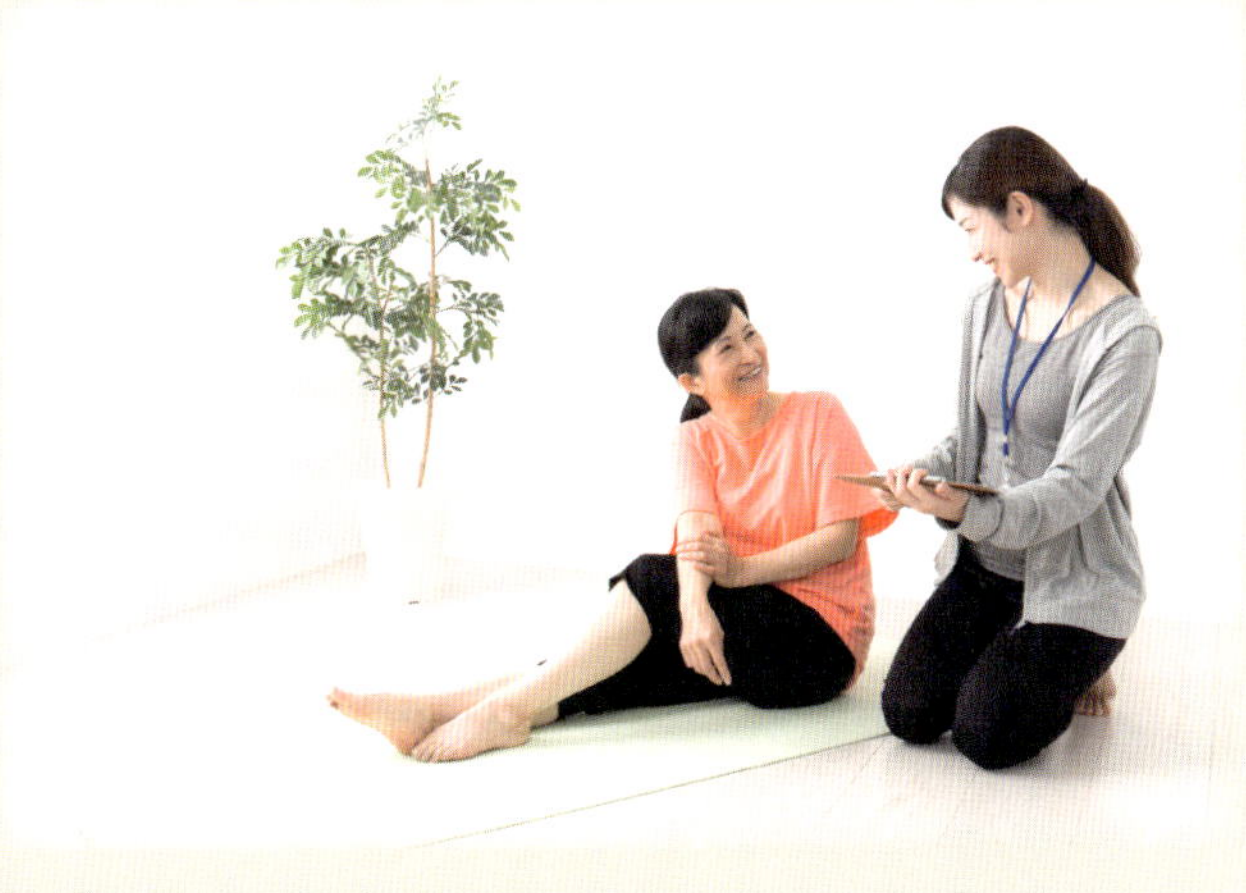

あとがき——外科治療のエッセンス(本質)

昨年の秋ごろから、何回かスタッフや旧知の面々と数ヵ月に一度の美容外科勉強会を主宰しました。そして、その場で話した僕の発言をまとめることにしたのですが、その記録を補足する形で「2章、3章、5章」の原稿を書き足したのが本書です。

その間に梅澤先生が事故で急死されるという不幸があり、本書では十仁病院院長・梅澤文彦先生、北海道大学医学部教授本間信吾先生(現:桑園整形外科福院長)、さらにはフランスのフィリップ・フルニエ先生と、三人の師匠の存在について多くを語る機会となり、ふだんは忘れているこまごました体験やご指導を改めて再認識しました。おもいがけず、身に沁みてありがたいことでした。

本書でふれようとした主題は、ここ数十年の現代の美容外科医療の足どりのスケッチですが、それはとりもなおさず、患者さんであるさまざまな女性たちから受けた相談や治療内容や思い出につながっていきます。

とするならば彼女たち、患者さんたちこそ、僕にとっての〝第四の師匠〟ということになるでしょう。

外科の歴史を振り返ってみますと、この医療は16世紀初頭から記録がありますが、19世紀すなわち今から200年ほど前、麻酔法が確立されて急速に発展した比較的新しい医療領域といえます。

この外科医療で一貫して行われていたのは、癌や化膿創など悪性・不要部位の剥離・切除です。

僕の治療の主体を成す「顔面・抗老化外科」でも、主要となる操作は剥離・切除で、その他はあくまで〝補完的な操作〟に過ぎません。

この〈剥離・切除を行うことに必要な道具〉は鑷子（ピンセット）、剥離剪刀（ハサミ）、メス、そして止血・焼灼をレーザー・メスのみであり、その数もさほど多くはありません。

下眼瞼治療の主操作も剥離・切除で、それに必要な道具もこれだけで十分に間に合います。

最近、日本・韓国などの一部で、下瞼治療に自家脂肪移植・注入（自己脂肪細胞の移植）を行っていますが、いわゆる〝目の下のクマ、たるみ〟解消にはシンプルな下眼瞼形成術のみで十分で、煩雑な自家脂肪移植・注入操作は一切不要です。

また外科手術の結果は、治療を受ける側の体質によって、同じ操作を行っても誤差を生じることがあります。そうした個体差による回避不能な誤差をできるだけ少なくなるするうえでも、治療手技は出来るだけシンプルにすべきなのです。

つまり、美容外科医にとって最も大切なことは、昔も今も、〈目と手〉以外ありません。

当クリニックではこの外科治療・エッセンスを顔面老化に伴う頬たるみ治療にも応用し、下瞼同様良好な成績が得られています。そういう意味で、僕は今後もひとりひとりの患者さんとの個性・出会いに重点を置いた〈手づくりの治療〉を実践していきたいと願っています。

二〇一八年二月　　著者記す

魅せる女性美のつくりかた

2018年3月16日　初版第1刷発行

著　　者　久保隆之
発 行 者　池田雅行
発 行 所　株式会社ごま書房新社
〒101-0031
東京都千代田区東神田1-5-5
マルキビル７Ｆ
TEL 03-3865-8641
FAX 03-3865-8643
制　　作　株式会社フジコム
印刷・製本　創栄図書印刷株式会社

ISBN978-4-341-13260-6　C0047